DE LA

CONTAGION SYPHILITIQUE.

PARIS. — RIGNOUX, IMPRIMEUR DE LA FACULTÉ DE MÉDECINE,
rue Monsieur-le-Prince, 31.

DE LA

CONTAGION SYPHILITIQUE,

PAR

ALFRED FOURNIER,

Docteur en Médecine de la Faculté de Paris,
ex-Interne en Médecine et en Chirurgie des Hôpitaux et Hospices civils de Paris
Membre de la Société Anatomique,
Médaille de Bronze de l'Administration de l'Assistance publique.

Quod vidi scripsi.

PARIS.

ADRIEN DELAHAYE, LIBRAIRE,
place de l'École-de-Médecine, 23.

1860

A MON MAITRE,

LE Dr P. RICORD.

DE LA

CONTAGION SYPHILITIQUE.

Je me suis livré, depuis plusieurs années, à une étude attentive de la *contagion syphilitique;* ce sont les résultats de mes observations que je viens exposer dans cette thèse.

Ce qui, je dois le dire, m'a surtout engagé à entreprendre ce travail et à le continuer avec persévérance, malgré les difficultés de toute nature dont une semblable question est entourée, c'est l'incertitude où me laissait l'opposition des doctrines professées sur ce point par nos différents maîtres.

Juger et choisir entre des noms également honorés et considérables dans la science, c'était impossible; reprendre une à une les observations publiées, pour les interpréter dans un sens ou dans l'autre sur une simple lecture, c'était aborder un travail énorme et stérile. Que me restait-il à faire? Essayer de voir par moi-même et de juger par mes propres yeux: essai téméraire sans doute, ambitieux peut-être, mais né du seul désir de connaître la vérité.

Ce sont donc, à quelques exceptions près, des observations personnelles qui composent cette thèse.

Je n'aurais pas abordé toutefois une semblable tâche, si je n'y avais été dirigé au début et aidé par mes maîtres. Je garderai de leur enseignement, des savantes leçons que j'en ai reçues, et des encouragements qu'ils m'ont prodigués, un ineffaçable souvenir.

Puis-je espérer enfin que les difficultés mêmes de ce travail me concilieront l'indulgence de mes lecteurs?

I.

La syphilis débute toujours par un accident spécial, le chancre. — Intérêt nouveau qui se rattache à cette question.

Un premier point à établir en abordant l'histoire de la contagion syphilitique est le suivant:

La syphilis débute toujours par un accident spécial, le chancre (1).

Cette question est ancienne; elle a été longuement débattue par mon maître, et l'on s'étonnera peut-être de me la voir reprendre encore après lui. Mais, que l'on ne s'y trompe pas, il y a un intérêt spécial à la discuter de nouveau, intérêt qui se rattache précisément à l'un des problèmes les plus controversés de notre époque, la contagion des accidents consécutifs de la syphilis. Si ces accidents en effet sont contagieux, il reste à rechercher sous quelle forme ils se transmettent. Est-ce sous la forme qui leur est propre, comme accidents secondaires? Une papule muqueuse, par exemple, produit-elle par contagion une papule muqueuse, auquel cas la syphilis transmise débuterait par une lésion autre que le chancre? ou bien, au contraire, les accidents consécutifs se transmettraient-ils en reproduisant un *chancre*, qui deviendrait l'origine d'une syphilis nouvelle?

A ce point de vue, que je crois *nouveau*, la question de l'accident initial de la syphilis se présente, pour ainsi dire, sous une forme ra-

---

(1) Je ne parlerai ici, bien entendu, que de la syphilis *acquise*. La syphilis héréditaire se manifeste à son début par des accidents autres que le chancre; mais ce n'est là, pour ainsi dire, qu'une *suite de maladie*. Le premier accident d'une vérole héréditaire est un accident consécutif d'une maladie dont le symptôme initial appartient aux ascendants.

jeunie. Aborder une fois encore la discussion de cet important problème, ce n'est pas seulement, à mon avis, reprendre un travail déjà fait pour en contrôler le résultat, c'est encore chercher dans une question ancienne la solution d'un problème nouveau.

Dans cette conviction donc, je me suis attaché à déterminer, sur tous les syphilitiques observés par moi depuis plusieurs années, quel était l'accident initial de leur maladie ; et voici quels ont été à ce sujet les résultats de mes recherches.

Pendant mon internat au Midi (1856), HUIT CENT VINGT-SIX MALADES, affectés de différents symptômes de syphilis constitutionnelle, ont été soit admis dans les salles de l'hôpital, soit observés à la consultation.

Ces malades peuvent être répartis en deux groupes, comme il suit :

Malades porteurs d'accidents secondaires....		759
—	— tertiaires......	67

Or, sur ce nombre de 826 malades, LE CHANCRE A PU ÊTRE CONSTATÉ HUIT CENT QUINZE FOIS COMME PRÉLUDE DES ACCIDENTS CONSTITUTIONNELS ; — et cela, soit d'après les rapports des malades, soit d'après les résultats de notre propre investigation.

Onze cas seulement ont paru faire exception à la loi, c'est-à-dire que sur 11 malades affectés de syphilis, le chancre n'a pu être retrouvé *comme origine* d'une façon certaine, ou bien que les malades donnaient une autre origine aux accidents qu'ils présentaient.

Mais analysons attentivement ces onze cas exceptionnels.

I et II. — Deux malades, âgés l'un de 18 et l'autre de 25 ans, *n'ayant jamais éprouvé d'accident vénérien d'aucune sorte,* se présentent avec des symptômes presque identiques, à savoir : sur le premier, tumeur gommeuse du voile du palais, et tubercule ulcéré de la partie postérieure du pharynx; sur le second, tumeur gommeuse du voile.

Malgré l'absence de renseignement précis sur la génération ascendante,

M. Ricord n'hésita pas à attribuer les accidents présentés par ces deux malades à une *diathèse héréditaire.*

Ces deux faits ne sauraient donc constituer d'exception à la loi de M. Ricord, simplement relative à la syphilis acquise.

III. — Il s'agit ici d'un malade qui fut admis à l'hôpital avec les symptômes suivants : plaques muqueuses anales, confluentes et hypertrophiques ; balano-posthite secondaire ; adénopathie bi-inguinale spécifique ; bubon cervical ; alopécie ; céphalée, etc. Ce malade *niait formellement tout antécédent vénérien.* Un examen minutieux fit découvrir sur le scrotum la présence d'une cicatrice arrondie, blanche, gaufrée, indice non douteux d'une ulcération ancienne et profonde, dont l'origine pouvait bien être spécifique. Le malade nous avoua qu'en effet il avait été affecté, *quatre ou cinq mois auparavant*, d'un large «bouton» développé sur le siége de la cicatrice actuelle, et qui avait persisté pendant plusieurs semaines. La base de la cicatrice ne présentait pas d'induration, mais l'existence de l'adénopathie inguinale donnait à cette ulcération son véritable caractère, pour en faire l'origine de la diathèse.

IV. — Dans ce quatrième cas, il s'agit d'un enfant qui subit des approches *a præpostera venere*, dans le courant d'octobre 1855. Il entra au Midi en 1856, pour des symptômes de syphilis *secondaire.* L'accident primitif ne put être retrouvé.

L'enfant avait éprouvé, dans les mois de novembre et de décembre, quelques douleurs anales, avec légères hémorrhagies au moment de la défécation ; mais jamais il ne constata de plaie extérieure.

V et VI. — Ces deux faits sont relatifs à des malades affectés de syphilis secondaire, qui nous avouèrent avoir servi à des rapports honteux. Ils niaient tous deux l'existence d'un chancre antérieur aux accidents qu'ils présentaient actuellement ; l'un d'eux accusait une blennorrhagie remontant à dix-huit mois. Sur ce dernier, nous trouvâmes une cicatrice occupant la marge de l'anus : mais sur le premier, il nous fut impossible de découvrir la moindre trace de chancre.

VII. — Ici, le malade affecté de syphilide papuleuse, d'alopécie, de céphalée, etc....., rapportait l'origine de ces accidents à une ulcération voisine de l'anus, qui, d'après son dire, aurait été traitée pour un chancre dans l'un des hôpitaux de la capitale. Cette ulcération ne laissait absolument aucune trace lors de l'entrée du malade au Midi.

VIII. — Malade affecté de syphilide papuleuse ; double adénopathie inguinale dure, multiple et indolente. Phimosis d'une extrême étroitesse, ne permettant de voir que le sommet du gland. Négation de tout antécédent vénérien ; le malade disait seulement qu'environ six semaines à deux mois avant les accidents actuels, il avait contracté un léger écoulement venant sourdre entre le gland et le prépuce, écoulement qu'il attribuait à sa difformité congénitale.

L'exploration ne permettait pas de sentir sous le prépuce d'induration bien manifeste : le doigt s'arrêtait toutefois sur un point de la rainure qui présentait une rénitence exagérée. Mais la présence de l'adénopathie inguinale, bien nettement caractérisée, accusait suffisamment un chancre.

IX. — Malade affecté de syphilide tuberculeuse. Comme antécédents, trois blennorrhagies, l'une en 1846, la deuxième en 1853, la dernière en 1855. *Jamais de chancre*, au dire du malade.

Mais nous trouvons une cicatrice arrondie, bronzée sur la commissure labiale gauche, et un ganglion induré sous le maxillaire du même côté. D'après le malade, le «bouton» de la lèvre remonterait à dix-huit mois. Le diagnostic *chancre labial* n'était-il pas permis dans ces conditions?

X. — L..... entre au Midi le 20 juin, affecté d'une syphilide érythémateuse confluente, de papules muqueuses du scrotum et de la verge, de bubon cervical, etc. Il présente de plus une adénopathie bi-inguinale multiple, dure et indolente, extrêmement caractérisée.

Comme antécédents, *huit blennorrhagies*, dans le cours de ces dix dernières années. La dernière chaude-pisse daterait de mars 1856 ; elle n'aurait duré que quelques jours, au dire du malade, qui a été fort surpris de sa bénignité ; elle ne fournissait de plus qu'un *très-léger suintement*, *foncé en couleur*, et souvent *mêlé de sang*. Les douleurs dans la miction ne se sont jamais fait sentir qu'*à l'extrémité du canal*.

Ces derniers caractères, qui appartiennent précisément, comme on le sait, à la blennorrhagie chancreuse, autorisaient à admettre un *chancre uréthral* comme antécédent des symptômes présentés actuellement par notre malade. Ce qui contribuait encore à rendre ce diagnostic plus acceptable, c'était l'existence d'une lymphangite dorsale indurée, et d'une double pléiade inguinale spécifique.

XI. — Le dernier fait qui me reste à signaler est exactement l'analogue du précédent. Le malade n'accusait qu'une blennorrhagie comme origine des accidents de syphilis constitutionnelle qui l'amenaient à l'hôpital. Mais cette blennorrhagie avait offert des caractères complétement semblables à celle du malade précédent; de plus il restait sur l'une des lèvres du méat urinaire une *dureté* remarquable qui ajoutait encore à la probabilité d'un *chancre uréthral.*

Que reste-t-il donc, en résumé, des 11 faits que nous venons d'énumérer comme offrant autant d'exceptions à la *loi d'origine* formulée par M. Ricord ?

Dans les deux premiers, il s'agit bien évidemment d'une *syphilis héréditaire*; dans le 6e et le 7e, l'origine de la diathèse peut légitimement être attribuée à des chancres méconnus ou dissimulés, dont les cicatrices ont été constatées par nous (*chancre anal, chancre périnéal*); de même pour le 3e, où l'existence d'un *chancre scrotal* semble fort probable; de même encore pour le 9e, où la macule labiale sert de témoignage accusateur (*chancre labial*). Pour le 8e fait, l'impossibilité d'une exploration directe doit rendre le diagnostic réservé dans un sens comme dans l'autre, et cependant l'existence d'un chancre est rendue *au moins probable* : 1° par les résultats du toucher extérieur, 2° par la présence de l'adénopathie inguinale. Les 10e et 11e faits sont sans doute les plus sujets à controverse, car l'existence d'un chancre uréthral n'y peut être rigoureusement démontrée; mais, en tout cas, elle y réunit *toutes les probabilités rationnelles*. Qu'on admette pour un instant que nos deux malades aient été bien réellement affectés d'ulcérations intra-uréthrales ou larvées, et je demande si, à l'époque où ils se sont présentés à notre examen, ils pouvaient ou devaient offrir d'autres symptômes que ceux dont nous avons fait mention précédemment.

Resteraient en définitive, comme exceptions véritables, les faits 4 et 5, où l'existence du chancre n'a pu être démontrée. Mais, si l'on se rappelle les conditions toutes spéciales inhérentes à ces deux observations, si l'on prend en considération soit le siége particulier qu'a dû affecter l'accident initial, soit l'époque éloignée du début, à laquelle se sont présentés les deux malades, il est impossible qu'on place en ligne de compte, pour une sérieuse appréciation doctrinale, ces faits d'ailleurs incomplets, et qu'on les oppose comme deux exceptions formelles à la loi de M. Ricord.

De cette rapide analyse, il résulte donc qu'aucune des observations précédentes ne saurait constituer d'objection véritable à ce grand principe doctrinal; la vérole débute par un chancre et ne reconnaît pas d'autre origine (1).

Depuis l'époque où j'ai publié ces premières recherches, j'ai con-

(1) *Leçons sur le chancre*, Pièces justificatives, p. 231 et suivantes.

tinué le même travail, soit sur les malades que j'ai observés dans les hôpitaux, soit sur un certain nombre que j'ai pu voir au dehors.

Or voici sommairement quels résultats m'a fournis le dépouillement de mes observations :

	Hommes.	Femmes.
Malades affectés d'accidents secondaires.....	198	69
— — d'accidents tertiaires.......	22	10
	220	79

Sur 198 *hommes affectés d'accidents secondaires, j'ai constaté* 198 *fois le chancre comme prélude des manifestations constitutionnelles.*

Sur 22 hommes affectés d'accidents tertiaires, j'ai observé de même le chancre 20 *fois*, et cela soit d'après le rapport des malades, soit, plus rarement, d'après le résultat de mes investigations ; en 2 cas seulement, les malades ne se souvenaient pas avoir été jamais affectés de chancres.

Sur 69 femmes affectées d'accidents secondaires, j'ai constaté 51 fois le chancre ou sa cicatrice encore manifeste. Sur 18, je n'ai trouvé aucune trace d'ulcération; mais, sur ce nombre, j'ai observé 16 fois l'adénopathie symptomatique du chancre infectant, c'est-à-dire cette adénopathie à ganglions multiples, indolents et indurés. Ces femmes d'ailleurs se présentaient à mon examen à une époque déjà éloignée du début de la maladie (4, 15, 18, 21 mois), et l'on sait avec quelle rapidité disparaissent chez les femmes les signes de l'infection primitive. J'ajouterai qu'interrogées avec soin, plusieurs d'entre elles accusaient avoir eu précédemment des ulcérations à la vulve, que plusieurs fois même ces ulcérations avaient été reconnues et traitées comme *chancres* par différents médecins. Deux fois enfin, dans ce groupe, je n'ai constaté ni le chancre ni son adénopathie symptomatique.

Sur 10 femmes traitées d'affections tertiaires, 5 seulement accusaient des affections syphilitiques antérieures, ayant reconnu comme origine des ulcérations à la vulve. Mais à l'époque très-éloignée du début, où mon interrogatoire avait lieu (6, 11, 25, 29 ans), toute recherche commémorative était évidemment illusoire.

En somme, si nous excluons de cette seconde revue les accidents tertiaires, dont l'examen, basé sur des commémoratifs toujours éloignés et incertains, ne peut offrir rien de sérieux à l'analyse, nous trouvons que sur 267 cas de syphilis, le chancre est accusé 249 fois; que dans 18 autres cas l'adénopathie symptomatique du chancre a pu être constatée, à défaut d'une ulcération cicatrisée. Deux cas seulement ont paru faire exception; dans ces deux cas, *observés sur des femmes*, la cicatrice et l'adénopathie symptomatique faisaient simultanément défaut; mais les malades ne s'étaient présentées à moi que longtemps après le début de l'infection, c'est-à-dire à une époque où normalement les indices de la contagion originelle devaient avoir disparu. Il n'y a donc rien à inférer de ces deux cas.

Cet examen ne saurait laisser de doute. L'exorde obligé de la syphilis acquise, c'est le chancre. Tel est le résultat que me permet d'affirmer, après mon maître, le dépouillement minutieux de 1,093 cas soigneusement observés. Cette proposition me paraît pouvoir être élevée au rang d'une véritable *loi* en syphilis. J'en tirerai plus tard un argument précieux dans la discussion du mode de transmission des accidents secondaires.

II.

Quelles formes d'accidents contagieux peuvent produire le chancre ?

Si l'exorde obligé de la syphilis est un chancre, les différents problèmes de la contagion syphilitique peuvent se ramener à une question unique ainsi formulée : *Quels sont les accidents qui donnent naissance au chancre d'où provient la syphilis?*

Eh bien, c'est à cette recherche que je me suis appliqué depuis plusieurs années. En raison de la haute importance des questions doctrinales qui se rattachent aux faits de contagion, j'ai cru devoir consacrer à cette étude un temps fort long et une attention minutieuse.

Dirigé au début de ce travail par M. Ricord, aidé par plusieurs de mes maîtres et de mes collègues qui m'ont fourni les plus utiles renseignements, pouvant de plus exploiter à la fois, au profit de ces difficiles recherches, les deux plus grands théâtres de la syphilis parisienne, le Midi et Saint-Lazare, je suis parvenu, en quelques années, à réunir un grand nombre de faits, et à suivre dans leur transmission les différents accidents contagieux.

Dans une brochure publiée en 1857 (1), j'ai exposé les premiers résultats de cette étude. Je ne reviendrai aujourd'hui que sommairement sur les points que des travaux ultérieurs n'ont fait que confirmer, pour m'étendre au contraire sur d'autres questions nouvelles et plus spécialement relatives au sujet de cette thèse.

Recherchons donc quels sont les accidents qui peuvent donner

(1) *Recherches sur la contagion du chancre*, 1857.

naissance au *chancre,* quelle que soit d'ailleurs la nature de ce chancre.

De tous les faits, en très-grand nombre, dans lesquels j'ai pu remonter à l'origine du chancre, il résulte que cette ulcération, *quelle qu'en soit la nature,* dérive invariablement et ne dérive que d'une des trois espèces d'accidents suivants :

1° Un chancre simple;

2° Un chancre infectant, syphilitique;

3° Certains accidents particuliers de syphilis consécutive, sur la nature desquels j'aurai à insister longuement.

Ainsi un malade se présente à vous porteur d'un chancre dont vous n'avez pas encore déterminé la nature (nous verrons plus tard que la nature du chancre varie suivant la forme d'accident qui lui a donné naissance); vous pouvez affirmer, à coup sûr, que le sujet dont provient la contagion était lui-même affecté, au moment où cette contagion s'est faite, soit d'un chancre simple, soit d'un chancre infectant, soit d'une certaine forme de syphilis consécutive.

A part ces trois groupes d'accidents, je ne crains pas d'affirmer qu'il n'est pas de lésion, d'état morbide, quel qu'il soit, qui puisse déterminer le chancre.

Et cependant on faisait autrefois dériver la contagion de bien d'autres formes d'accidents vénériens. Le chancre, pour ainsi dire, n'était qu'une manifestation de l'infection, indépendante de la forme d'accident originel dont il dérivait; c'était une maladie vénérienne transmise par une maladie vénérienne quelconque.

Aujourd'hui cette confusion n'existe plus; le propre de la syphiliographie moderne, c'est en effet d'avoir séparé et comme spécialisé chacune des lésions vénériennes, de les avoir toutes délimitées et classées.

Je le répète, aucune forme de symptôme vénérien autre que celles dont j'ai fait plus haut l'énumération ne peut produire le chancre. Jamais, dans aucun des cas où j'ai eu l'occasion de remonter à l'origine d'un chancre, je n'ai rencontré comme *ascendant* ni la blennorrhagie, ni la balanite simple, ni la posthite, ni le bubon, la dartre, les végétations, non plus qu'aucun de ces mille accidents d'origine vénérienne ou autre, que l'on regardait autrefois comme susceptibles de produire l'infection ; c'est toujours au contraire, et avec une remarquable constance, au groupe des symptômes précités qu'appartenait la lésion originelle d'où dérivait le chancre.

III.

La nature d'un accident de contagion est déterminée par la nature de l'accident dont il dérive.

Lorsqu'on s'occupe de comparer les accidents de contagion sur des sujets infectés l'un par l'autre, on ne tarde pas à être frappé d'un constant et remarquable rapport entre la maladie transmise et celle qui a servi d'origine. Ainsi, tel accident offert par un malade se retrouve chez celui dont le premier a reçu la contagion, et inversement. Que l'on remonte de l'accident transmis à l'accident originel, ou que l'on descende de celui-ci vers celui-là, en un mot que l'on suive dans un sens ou dans l'autre la *généalogie* du chancre, on arrive toujours à ce résultat : *similitude d'accident ou de maladie de part et d'autre.*

N'est-ce là qu'une affaire de hasard, ou, comme l'on dit actuellement, une chance de *série?* Non, évidemment ; trop de cas ont été observés pour laisser la moindre place au hasard dans les résultats acquis.

Et d'ailleurs, ce que fournit la confrontation des malades, l'inoculation le confirme, ainsi que je le montrerai plus loin.

Si donc il y a parité constante de forme ou de nature entre la source de la contagion et l'accident transmis, c'est que ce rapport est *nécessaire*, c'est qu'il résulte de l'essence même des maladies et de la spécialité des virus, ce qui du reste se trouve en harmonie avec ce que nous connaissons des causes spécifiques, lesquelles tendent constamment à produire les mêmes effets.

J'ai dit que la nature d'un accident de contagion est déterminée par la nature de l'accident dont il dérive ; il me reste à justifier cette proposition.

En raison du titre même de cette thèse, je ne devrais m'occuper ici que de la contagion, du chancre infectant syphilitique; mais l'histoire du chancre simple est tellement liée à celle de ce dernier, qu'elle en est presque inséparable; toute discussion les comprend et l'autre, en sorte qu'il est véritablement impossible de diviser leur étude. Je serai seulement plus bref sur ce qui est relatif au chancre simple, et je commencerai par ce qui le concerne, pour concentrer ensuite mon exposé sur la contagion syphilitique.

1° Transmission du chancre simple, non infectant.

S'il convient en toute science de procéder du simple au composé, cette marche est surtout nécessaire en syphiliographie, où des causes d'erreurs multiples viennent à chaque instant compromettre les résultats acquis, où tant de détails minutieux doivent être observés, que le moindre oubli, la moindre inadvertance, devient l'origine de conclusions erronées.

I. Prenons donc tout d'abord le cas le plus simple, et, pour plus de clarté, figurons-le par un exemple.

Un sujet, *vierge de toute infection syphilitique antérieure,* a contracté un chancre simple, non infectant; il tient cet accident d'un sujet également vierge de syphilis antérieure. Quel est, dans ce cas, la forme d'accident que l'on rencontrera sur ce dernier sujet, celui qui a transmis la contagion?

Je n'hésite pas à répondre : *un chancre simple.* J'ai pu en effet, dans les conditions que je viens de préciser, remonter quarante et une fois (1) à la source de la contagion, et quarante et une fois j'ai

(1) Je ne parle pas d'un certain nombre d'observations dans lesquelles je n'ai fait que comparer les accidents sur plusieurs sujets contaminés par la même femme, sans pouvoir remonter à la source de la contagion. Ces observations sont au nombre de 17; 9 sont relatées dans les *Recherches sur la contagion du chancre.* Dans tous les cas, j'ai constaté une identité parfaite entre les accidents développés sur les différents individus contaminés par la même femme.

trouvé l'accident originel absolument semblable, comme *nature*, à l'accident transmis.

Souvent même, dans ces recherches que je faisais avec mon collègue et ami M. E. Caby, interne de Saint-Lazare, la chance nous a assez heureusement servis pour réunir à l'hôpital un certain nombre de malades qui avaient puisé l'infection à la même source, et, dans ces cas, nous avons toujours et invariablement constaté : 1° une parfaite analogie de nature entre les chancres développés sur les différents individus contagionnés, 2° une identité complète de ces différents chancres avec l'accident originel.

En sorte qu'une première conclusion peut se tirer de ces observations ; je la formulerai comme il suit :

LE CHANCRE SIMPLE DES SUJETS VIERGES DE SYPHILIS SE TRANSMET AUX SUJETS VIERGES DE SYPHILIS SOUS FORME DE CHANCRE SIMPLE.

Une partie des observations relatives à ce mode de contagion ayant été déjà publiée dans un travail spécial (*Recherches sur la contagion du chancre*), je crois ne devoir en relater ici que quelques-unes comme exemples.

OBSERVATION Ire. — *Triple contagion de chancres simples.*

Trois malades du Midi tenaient leurs chancres de la même femme. Voici les symptômes qui furent constatés sur chacun d'eux, et sur la femme qui leur avait transmis la contagion :

D....., 18 ans, lymphatique ; aucun accident vénérien (1).

Rapports, dans les derniers jours d'août, avec la fille Hortense (coït antérieur

(1) J'ai signalé avec grand soin, dans toutes les observations relatées ici, l'*âge*, le *tempérament*, la *constitution*, les *antécédents vénériens* des malades, etc. On sait, en effet, que toutes ces conditions ont été invoquées pour expliquer la diversité des manifestations morbides consécutives au chancre suivant les sujets. J'ai noté de même, de la façon la plus expresse, l'époque du coït infectant et celle du *coït antérieur*. Enfin j'ai mentionné, dans un grand nombre de cas, le laps de temps pendant lequel j'ai pu suivre les malades dont j'ai produit l'histoire.

remontant à six semaines; pas de coït consécutif). Chancres développés à quelques jours d'intervalle. Pas de traitement.

État actuel, 27 septembre : Cinq CHANCRES SIMPLES, types, de la rainure et du prépuce. *Adénite* inguinale gauche, aiguë. — Pansement au vin aromatique; cataplasmes.

Inoculation positive avec le pus de l'un des chancres du prépuce.

Résolution de l'adénite; cicatrisation des chancres en quatre semaines.

Revu à plusieurs reprises jusqu'en mars 1858. Aucun accident de syphilis.

S....., 24 ans, sujet robuste et sanguin.

Antécédents : Chancres en 1853; pas de traitement mercuriel. Nul accident consécutif; blennorrhagie en 1854.

Rapport avec la fille Hortense dans le courant de septembre (coït antérieur remontant à sept semaines ; pas de coït consécutif).

Chancres reconnus huit à dix jours après le dernier coït. — Cautérisation.

État actuel, 18 septembre : Trois CHANCRES SIMPLES du prépuce, à base œdémato-phlegmoneuse.

Aucun retentissement ganglionnaire. — Pansement au vin aromatique.

Inoculation positive avec le pus de l'un des chancres.

Sorti le 19 octobre, les chancres étant cicatrisés; suivi jusqu'en avril 1857. Aucun accident de syphilis.

B....., 20 ans, lymphatique; aucun antécédent vénérien.

Rapport avec la fille Hortense dans les derniers jours de septembre (coït antérieur remontant à sept mois environ; pas de coït consécutif).

Chancres reconnus vers la fin de septembre. — Pansement au cérat.

État actuel, 5 octobre : Quatre CHANCRES SIMPLES du prépuce et de la rainure.

Aucun retentissement ganglionnaire.

Inoculation positive avec le pus de l'un des chancres; pansement au vin aromatique. Guérison en trois semaines.

Suivi jusqu'en janvier 1857. Aucun accident de syphilis.

Revu en 1858, à l'hôpital Saint-Antoine; aucun accident de syphilis.

R..... (Hortense), 24 ans; constitution robuste.

Première affection vénérienne.

État actuel, 7 octobre (Saint-Lazare) : Trois CHANCRES SIMPLES types, occupant ensemble presque toute l'entrée du vagin. Aucun autre symptôme.

Cautérisation; lotions chlorurées. — Cicatrisation achevée vers le 20 octobre.

Sortie de Saint-Lazare le 25 octobre; revue, à deux reprises, à Saint-Lazare jusqu'en avril pour de nouveaux chancres simples. Aucun accident de syphilis.

Observation II. — *Triple contagion de chancres simples.*

C....., fille publique, entre à Saint-Lazare le 1er août (service de M. Delamorlière). Constitution très-robuste; 25 ans; négresse.

Première affection vénérienne.

État actuel : Large *chancre de l'anus, à base molle*, occupant en grande partie une tumeur hemorrhoïdale, et s'étendant un peu sur la ligne médiane du périnée. Vulve saine, vagin et col de l'utérus sains; ganglions des aines normaux.

Cette femme fait remonter à plus de trois mois le début de cette affection. Comme elle n'éprouvait que peu de douleurs, elle n'a fait aucun traitement.

Ligature du bourrelet hémorrhoïdal; cautérisation profonde de la partie de l'ulcération qui déborde la tumeur.

Le 3 août, la tumeur est tombée, laissant une large ulcération que l'on cautérise au nitrate d'argent.

Cette plaie, dans les jours suivants, revêt l'aspect chancreux. — Cautérisations répétées; pansements à la pommade de calomel.

Le 15, le chancre est en voie de réparation.

Le 21, cicatrisation complète. Sortie le 1er septembre. Aucun accident ultérieur de syphilis.

Cette femme eut des rapports, dans le courant de la première semaine de mai, avec trois individus qui arrivèrent au Midi presque simultanément. Voici ce que nous avons constaté sur chacun d'eux.

I. — R....., âgé de 18 ans; constitution robuste.

Blennorrhagie, il y a cinq mois, guérie en six semaines.

Coït avec la fille C....., datant du 1er mai (coït antérieur remontant à quatre mois; pas de coït consécutif).

Chancres reconnus à la date du 6 mai. — Pas de traitement.

État actuel, 16 mai : *Chancre mou,* de forme ecthymateuse, siégeant sur la face cutanée du prépuce, à gauche.

Adénite aiguë de l'aine gauche.

Cautérisation; 15 sangsues sur l'aine.

3 juin. Ouverture du bubon. Chancre ganglionnaire. — Cautérisation à la pâte carbo-sulfurique.

Le 20. Chute de l'eschare, laissant à nu une plaie simple, sans spécificité. Les chancres sont cicatrisés.

1er juillet. Guérison.

Revu, à plusieurs reprises, jusqu'en décembre. Aucun symptôme de syphilis.

II. — C...., âgé de 32 ans ; tempérament sanguin exagéré; pléthore.

Chancres en 1850, traités au Midi, par M. Puche, comme chancres simples. Pas de médication mercurielle. Aucun accident consécutif.

Blennorrhagie avec épididymite, dans le courant de la même année.

Rapports avec la fille C..... dans les premiers jours de mai (coït antérieur remontant à quatre mois et demi; pas de coït consécutif).

Chancre reconnu par le malade vers le 10 mai. — Pour traitement, quelques lotions d'eau blanche.

État actuel, 20 mai : *Chancre simple*, à base molle, siégeant sur la lèvre gauche du méat urinaire, et se prolongeant sur la commissure inférieure.

Adénite aiguë de l'aine gauche. — Cautérisation; 15 sangsues sur l'aine gauche.

1er juin. Ouverture du bubon.

Le 5, cicatrisation du chancre.

Le 17, guérison.

Revu, à plusieurs reprises, jusqu'en novembre. Nul accident de syphilis.

III. — R....., 25 ans; constitution moyenne, tempérament lymphatique.

Deux blennorrhagies antérieures, la dernière en 1855. Nul accident consécutif.

Rapports le 2 mai avec la fille C..... (coït antérieur remontant à vingt-cinq jours; pas de coït consécutif).

Chancre reconnu dès le 4 mai, et traité à l'aide d'une pommade opiacée; bubon datant des derniers jours du même mois.

M. Puche constate, le 7 juin, l'existence d'un *chancre simple*, siégeant sur la rainure du prépuce, et d'une *adénite aiguë* de l'aine droite, en voie de suppuration. — Lotions chlorurées pour le chancre; coton cardé; ponctions multiples sur le bubon; cataplasmes; 2 pilules de Vallet.

Le 17, cicatrisation du chancre.

Guérison du bubon dans les derniers jours de juin; nul accident constitutionnel.

Observation III. — *Double contagion de chancres simples.*

J....., fille publique, âgée de 18 ans. Tempérament lymphatique, constitution moyenne. Entrée à Saint-Lazare, le 17 septembre, dans le service de M. Delamorlière.

Cette fille a été affectée, il y a un an, d'une métrite granuleuse, pour laquelle elle a été retenue six semaines à Saint-Lazare.

Depuis cette époque, aucun accident vénérien.

État actuel, 17 septembre : *Chancre simple,* à base parfaitement molle, à fond déchiqueté, vermoulu, siégeant sur les replis de l'entrée du vagin ; ulcération superficielle de la lèvre postérieure du col utérin, sans caractère bien appréciable. — Cautérisation, injections d'alun.

Le 30, apparition d'un nouveau chancre simple au périnée (inoculation accidentelle). — Cautérisation.

6 octobre. Les chancres sont en voie de réparation ; base très-souple, absolument exempte de toute induration.

Le 13, guérison.

Sortie le 26 octobre.

Revue en décembre, aucun accident constitutionnel.

II. — C.... (Jules), âgé de 19 ans ; tempérament lymphatique, constitution chétive. Entré au Midi le 7 octobre.

Une blennorrhagie en 1854, guérie par l'emploi du copahu. Depuis cette époque, aucun accident vénérien.

C..... vivait avec la fille J..... depuis deux mois, sans avoir de rapports avec d'autre femme, lorsque, à la date du 16 septembre, il reconnut l'existence de plusieurs petits *boutons* sur le prépuce. A ces boutons, succédèrent bientôt des ulcérations qui s'élargirent.

Le 7 octobre, nous constatons l'état suivant :

Trois chancres simples, à base molle, siégeant sur la face muqueuse du prépuce ; aucun retentissement ganglionnaire ; nul autre symptôme. — Lotions émollientes, charpie sèche.

Une inoculation faite sur le bras avec le pus de l'un des chancres produit un *chancre simple,* à base également molle. — Cautérisation.

Le 10 septembre, deux nouvelles ulcérations très-petites et à base molle se sont déclarées au pourtour des chancres, sur le prépuce. (Inoculations de voisinage.) Développement analogue d'un chancre très-petit sur le fourreau de la verge. — Cautérisation.

Le 13, les chancres sont en voie de réparation.

Le 24. Le malade nous montre une large ulcération siégeant sur l'*index,* d'aspect chancreux. Il nous apprend qu'il s'est fait une coupure à ce doigt dans ces derniers temps, et qu'il a continué à panser ses chancres sans protéger la coupure. La base de l'ulcération ne présente aucune dureté (1). Pas de retentissement ganglionnaire. — Pansement au vin aromatique.

2 novembre. Le chancre digital est en voie de réparation.

14 novembre. Les chancres sont cicatrisés, le malade quitte l'hôpital.

Revu en janvier et en mars 1857 ; aucun accident constitutionnel.

III. — L....., âgé de 19 ans ; tempérament sanguin, constitution très-robuste. Premier accident vénérien.

Dernier coït du 15 septembre avec la fille J..... (coït antérieur datant de trois semaines au moins).

Chancre reconnu par le malade le 18 septembre. Traitement à l'aide de diverses pommades.

Le 3 octobre, nous constatons un *chancre simple* à base molle, siégeant sur la face interne du prépuce (chancre mou type). Nul retentissement ganglionnaire. (Cautérisation à la pâte carbo-sulfurique). Guérison très-rapide ; nul accident consécutif.

OBSERVATION IV. — *Inoculations de chancres simples sur un sujet sain.*

Il est bien rare que l'on puisse étudier, la lancette en main, la transmission du chancre sur des sujets *sains* et vierges de toute contagion. Peu de sujets portent le zèle scientifique jusqu'à risquer les chances d'une inoculation, et il rentre plutôt, je pense, dans le devoir du médecin de proscrire que d'encourager de semblables expériences.

J'ai eu l'occasion néanmoins, en 1856, pendant mon internat au Midi, de pratiquer *publiquement* deux inoculations sur un jeune médecin, qui se soumettait à cette dangereuse expérimentation dans le but le plus louable.

Je ne consentis, malgré toutes les prières de mon collègue, qu'à lui inoculer du pus de *chancres simples,* et de chancres simples *développés sur des sujets vierges d'infection antérieure, provenant, de*

(1) Ici donc aucune influence de *siége*. Le chancre de l'index et celui du bras restent les analogues des chancres de la verge.

plus, d'une source bien déterminée, bien connue, c'est-à-dire transmis eux-mêmes par des chancres simples.

Or voici ce que nous observâmes ensemble :

Le pus qui servit à la première inoculation (17 septembre) fut recueilli sur un sujet porteur de trois CHANCRES SIMPLES. Ce malade tenait la contagion d'une femme sur laquelle on avait constaté l'existence d'un CHANCRE SIMPLE. Cette même femme, de plus, avait communiqué des CHANCRES DE MÊME NATURE à un second malade.

L'inoculation artificielle, pratiquée sur le bras gauche, au sommet du triangle formé par le deltoïde, donna naissance à un CHANCRE SIMPLE.

Le pus de la seconde inoculation (18 septembre) fut emprunté à un malade porteur d'un CHANCRE SIMPLE du frein. La femme de qui le malade tenait la contagion présentait un CHANCRE SIMPLE de la grande lèvre et un *bubon aigu* qui ne tarda pas à suppurer. Elle avait également transmis la contagion à un second individu qui fut traité dans nos salles pour des CHANCRES SIMPLES compliqués d'un double bubon inguinal suppuré.

Cette seconde inoculation (bras droit) fournit, comme la première, un CHANCRE SIMPLE.

Les deux chancres d'inoculation ne furent détruits que lorqu'ils eurent acquis une certaine étendue. Sur l'un d'eux, une première cautérisation échoua; le chancre se développa avec une étonnante rapidité; abandonné à lui-même, il prit un grand développement et persista *plusieurs* mois.

Aucun traitement ne fut suivi. J'ai revu à plusieurs reprises notre hardi collègue jusqu'en juillet 1857, et je puis affirmer qu'aucun accident de syphilis ne se manifesta sur lui.

(Je reviendrai plus loin sur cette observation.)

II. Venons maintenant à un cas un peu plus complexe. C'est un sujet syphilitique, c'est-à-dire ayant subi une première infection à une époque plus ou moins éloignée, qui s'expose à la contagion d'un chancre simple. Quel est l'accident qu'il va contracter?

L'observation clinique répond :

L'accident transmis sera l'analogue de l'accident qui lui sert d'origine, c'est-à-dire un chancre simple.

Cinq faits recueillis par moi m'ont démontré ce mode de contagion.

DONC LE CHANCRE SIMPLE SE TRANSMET AUX SUJETS SYPHILITIQUES SOUS FORME D'UN CHANCRE SIMPLE.

En voici quelques exemples.

OBSERVATION Ire. — (Voy. l'observation de N..... (Alphonse), relatée dans le § IV de cette thèse.)

OBSERVATION II. — R..... (Eugène), 22 ans, fut affecté, en 1854, d'un chancre induré, suivi d'accidents multiples d'infection constitutionnelle.

En septembre 1857, rapports avec la fille A.....; pas de rapports avec aucune autre femme depuis deux mois.

15 septembre, quatre chancres simples de la rainure glando-préputiale et du gland, datant de sept à huit jours.

Vers la fin de septembre, adénite suppurée de l'aine gauche.

Cicatrisation des chancres en décembre.

Pas de nouvel accident d'infection syphilitique jusqu'en mars 1858, époque à laquelle je perdis de vue le malade.

A....., ouvrière, 18 ans. Pas d'antécédent vénérien.

Au commencement de septembre 1857, cette femme eut des rapports avec un jeune homme qui, quelques jours après, me dit-elle, entra à l'hôpital du Midi.

Vers le 8 ou le 10 septembre, apparition d'ulcérations nombreuses à la vulve. Aucun traitement. Cette femme continua ses rapports avec son amant R.... Je la visitai le 19 du même mois, et je constatai sur elle *cinq chancres simples* des grandes et des petites lèvres; ces chancres étaient très-creux, leur base était parfaitement souple. — Pansement au vin aromatique, bains; repos.

6 octobre. Commencement d'*adénite aiguë* de l'aine droite. — Cataplasmes.

Le 12, fluctuation.

Le 15, ouverture du bubon.

Cicatrisation du chancre en janvier 1858.

Cette malade fut suivie jusqu'en mars 1858; aucun accident consécutif ne se manifesta sur elle. Je la revis encore en octobre pour une affection étrangère, et je ne constatai aucun signe d'infection.

OBS. III. — L'observation suivante nous montre parallèlement 4 individus allant puiser la contagion à la même source. Ces individus présentaient par leurs antécédents, au point de vue de la diathèse, des conditions de réceptivité bien différentes : 2 étaient syphilitiques,

2 étaient vierges de syphilis. Je n'ai pu, il est vrai, remonter à l'origine de cette quadruple contagion ; la femme qui l'avait transmise nous a échappé, malgré d'actives recherches et malgré le bienveillant concours de M. Denis, médecin du dispensaire. Il n'est pas moins curieux cependant de comparer les accidents qui se développèrent chez les 4 malades.

I. — P....., âgé de 23 ans, tempérament lymphatique; entré au Midi le 15 janvier 1856 (service de M. Ricord).

Antécédents : Trois blennorrhagies, la dernière il y a six mois, dégénérée en suintement habituel.

Chancre induré en octobre 1855, avec double bubon dur et indolent. (Pas de traitement.) Cicatrisation du chancre en quelques semaines.

Au commencement de décembre, apparition d'une *syphilide papuleuse;* céphalée, adénopathie cervicale postérieure.

Depuis la cicatrisation de ce chancre, P..... vivait avec la fille C..... sans avoir de rapports avec d'autres femmes, lorsque, le 21 décembre, plusieurs chancres apparurent sur le prépuce. — Aucun traitement.

Le malade se présente à l'hôpital, le 15 janvier, dans l'état suivant :

Trois *chancres simples*, à base molle, siégeant sur le limbe du prépuce; deux *chancres simples*, à base molle, de la rainure glando-préputiale; *chancre simple* du frein; blennorrhée.

Roséole papuleuse au déclin.

Éruption croûteuse du cuir chevelu, adénopathie bicervicale postérieure, céphalée.

Adénopathie bi-inguinale dure et indolente. — Pansement des chancres au vin aromatique; une pilule de proto-iodure; tisane amère; cubèbe.

1er février. Les chancres persistent; *adénite aiguë* de l'aine gauche. — Sangsues, cataplasmes.

Le 9. Suppuration du bubon, qui est ouvert par M. Ricord. Dans les jours suivants, la plaie résultant de cette ouverture prend le caractère chancreux, elle s'étend; décollement de la peau, véritable *chancre ganglionnaire*. — Pansement à la solution ferrico-potassique. La médication mercurielle est continuée (10 centigr. de proto-iodure par jour).

Cicatrisation des chancres vers les derniers jours de février; citatrisation beaucoup plus lente du bubon, achevée seulement dans le courant de mai.

Les accidents constitutionnels, résultat de l'infection antérieure à ces derniers chancres, suivirent leur développement avec une intensité remarquable, et nous constatâmes successivement sur ce malade les symptômes suivants : en janvier, papules muqueuses de l'anus ; en février et mars, syphilide squameuse ; en juin, syphilide ecthymateuse, psoriasis du tronc, plaques muqueuses des amygdales ; en juillet, récidive de l'ecthyma, plaques muqueuses confluentes des lèvres, de la langue et de la gorge ; en novembre, iritis syphilitique.

II. — N....., âgé de 22 ans, sujet scrofuleux, affecté d'un mal de Pott dans son enfance ; constitution très-chétive.

Chancre induré en 1855, avec bubon dur et indolent, traité par M. Ricord à l'hôpital du Midi, suivi, à quelques mois d'intervalle, d'une *syphilide ecthymateuse.* Depuis cette époque, aucun accident vénérien.

Rapports avec la fille C..... le 29 décembre 1855 (coït antérieur remontant à quatre semaines ; pas de coït consécutif) ; chancres reconnus par le malade vers le 2 janvier 1856.

État actuel, 15 janvier : Très-nombreuse série de petits *chancres simples,* à base molle, occupant le frein, le prépuce et le gland (chancres mous types).

Adénite aiguë de l'aine gauche ; à droite, quelques ganglions durs et indolents.

Macules brunâtres sur les membres inférieurs et sur le tronc, vestiges de l'affection ecthymateuse ancienne.

Adénopathie cervicale postérieure. — Vin aromatique ; cataplasmes.

19 janvier. Ouverture du bubon.

5 février. Chancres en voie de réparation.

Le 12, cicatrisation du chancre.

Le 18, guérison du bubon.

Pas d'accident constitutionnel jusqu'à la sortie, non plus que dans les mois suivants.

III. — L....., âgé de 20 ans ; sujet lymphatique.

Blennorrhagie en 1855, traitée par le copahu, guérie en deux mois ; nul accident consécutif.

Rapport avec la fille C..... le 31 décembre (coït antérieur remontant aux derniers jours de novembre ; pas de coït consécutif).

Chancres reconnus à la date du 4 janvier.

10 janvier. Deux *chancres simples,* à base molle, siégeant, l'un sur le limbe du prépuce, l'autre sur la rainure glando-préputiale.

Aucun retentissement ganglionnaire. — Vin aromatique.

Guérison des chancres à la fin de février ; nul accident constitutionnel.

J'ai revu ce malade, à plusieurs reprises, jusqu'en août 1856 : il n'a jamais présenté le moindre accident de syphilis.

IV. — C....., âgé de 20 ans; constitution très-robuste, tempérament sanguin. *Aucun antécédent vénérien.*

Rapports, le 29 décembre 1856, avec la fille C..... (coït antérieur remontant à quatre mois ; pas de coït consécutif); chancres reconnus le 2 janvier. — Pas de traitement.

État actuel, 7 janvier : *Chancres simples*, à base molle, du prépuce et du frein. Aucun retentissement ganglionnaire. — Pansement au vin aromatique.

Cicatrisation des chancres dans les derniers jours de janvier ; aucun accident de syphilis.

III. Un troisième cas bien plus complexe peut se présenter.

Un sujet syphilitique a contracté un nouveau chancre ; ce chancre présente une base molle, comme l'ulcération de caractère non infectieux.

Or, dans ces conditions, le malade transmet la contagion à un sujet vierge de syphilis antérieure. Quelle sera la nature de l'accident transmis ? Sujet difficile et controversé, dont la discussion rentre dans l'histoire de la contagion du chancre induré, et que j'aborderai, non sans crainte, dans les pages qui vont suivre.

2° Contagion du chancre infectant.

La syphilis naît de la syphilis et ne saurait reconnaître d'autre origine. De la spécificité pathologique.

Je rentre ici spécialement dans la contagion de la syphilis.

Précisons bien, dans cette question si difficile, les faits que nous allons discuter.

Soit un chancre induré, infectant. Ce chancre présente manifestement, à n'en pas douter, les caractères du chancre syphilitique ; il sera suivi d'infection générale, et, pour plus de sûreté, nous supposerons que les premiers symptômes de l'intoxication constitutionnelle se soient déjà manifestés.

Il n'y a donc aucune incertitude dans le cas que nous supposons ; nous avons bien affaire à un chancre syphilitique, c'est un cas de vérole que nous avons sous les yeux.

Eh bien, quelle est l'origine de ce chancre ? quel est l'accident, ou mieux, quels sont les accidents qui peuvent lui avoir donné naissance ?

Des observations que j'ai soigneusement recueillies pendant quatre années, et minutieusement discutées, il résulte pour moi que CE CHANCRE PEUT RECONNAÎTRE UNE TRIPLE ORIGINE :

1° Ou bien c'est un chancre analogue qui lui a donné naissance, c'est-à-dire un chancre induré, suivi d'infection constitutionnelle sur le sujet qui a transmis la contagion ;

2° Ou bien il reconnaît comme ascendant un chancre à base molle (*je n'en dis pas plus actuellement*), développé sur un sujet qui, antérieurement à cette nouvelle contamination, subissait l'influence de la diathèse syphilitique, c'est-à-dire avait contracté antérieurement un chancre syphilitique ;

3° Ou bien enfin il dérive par contagion d'un accident de syphilis consécutive, accident dont il nous faudra plus loin discuter avec soin la forme et la nature.

Non-seulement je dis qu'il peut dériver d'une de ces trois origines, mais je crois encore qu'il ne peut en reconnaître d'autres.

En effet, je n'ai jamais vu d'autre accident donner naissance à un chancre infectant dans aucun des nombreux cas où j'en ai pu constater l'origine.

Jamais, par exemple, je n'ai vu le chancre simple, le *véritable* chancre simple développé sur des sujets vierges de syphilis, et non suivi d'infection constitutionnelle, reproduire par contagion un chancre infectant ; j'ai toujours constaté au contraire, comme je l'ai dit précédemment, que ce chancre ne se transmet jamais que dans sa forme, c'est-à-dire en tant que chancre simple, double preuve à l'appui de ce que j'avance. Chaque variété du chancre se transmet donc isolément ; il n'y a pas *croisement d'espèces.*

Je n'ai jamais constaté non plus qu'aucune de ces mille autres formes des affections vénériennes puisse produire par contagion un chancre infectant ; jamais je n'ai vu ce dernier accident dériver d'une blennorrhagie *simple* (j'entends par ce mot toute uréthrite sans chancre uréthral (1), d'une balanite, d'une posthite exulcéreuse, de végétations, d'une vaginite, d'une métrite, d'écorchures ou d'abcès vulvaires, etc. ; en sorte que je me crois autorisé à nier que le chancre syphilitique puisse être produit par ces différentes lésions, et cela à un double point de vue : d'abord, parce que l'observation ne m'a jamais montré ce mode de contagion, et m'a toujours démontré le contraire ; en second lieu, parce qu'une semblable contagion est en opposition formelle avec tout ce que nous apprend la pathologie générale sur l'essentialité des maladies, et la spécialité des virus.

A ce dernier propos, en effet — j'insiste à dessein sur ce sujet — il me semble que, dans les discussions soulevées tant de fois par la contagion syphilitique, l'on a négligé à tort une source précieuse de lumière, l'analogie. De l'aveu de tous, la syphilis est une affection *spécifique ;* des pathologistes contemporains, MM. Trousseau et Pidoux, en ont même fait le type des maladies de cette nature : « C'est la maladie, disent-ils, la mieux déterminée, *la plus spécifique* » (2). Or quel est le propre d'une affection spécifique, quel caractère constitue la spécificité ? Laissons parler les auteurs : « Une vraie maladie spécifique, dit John Hunter, est une maladie qui probablement ne peut naître que d'une *cause unique.* » Et Chomel : « Les maladies spé-

(1) Le chancre uréthral est bien plus fréquent qu'on ne le suppose. Une statistique dressée par moi donne, sur 824 observations dans lesquelles le siége du chancre a été noté avec une minutieuse précision, un total de 20 chancres *intra-uréthraux.*

(2) Trousseau et Pidoux, *Traité de thérapeutique,* Introduction, p. 40.

cifiques sont celles qui ne peuvent se développer que sous l'influence d'une seule et même cause, comme la *syphilis*, la rage, la variole» (1). S'il en est ainsi, comment donner à la syphilis plusieurs causes, telles que la blennorrhagie, les végétations, le chancre simple, etc. ? Comment admettre pour elle plusieurs origines, lorsqu'on n'en admet qu'une pour la variole, une seule pour la rage, la scarlatine, etc.? Qui croirait, de nos jours, qu'une variole, pour prendre un exemple, pût naître par contagion d'une scarlatine, ou réciproquement? Qui croirait, pour descendre à d'autres exemples plus grossiers, que le croup pût engendrer la rage? Eh bien, je n'hésite pas à le dire, les différences qui séparent ces dernières maladies ne sont pas moins grandes que celles qui distinguent la syphilis des autres affections vénériennes, avec lesquelles on a voulu longtemps la confondre, ou bien dont quelques médecins veulent encore la faire dériver. Non, l'essentialité des maladies n'est pas une chimère, une pure théorie; c'est l'expression figurée d'une réalité dont nous ne pouvons pénétrer la nature intime, mais que nous jugeons du moins par ses effets. Cette essentialité que nous admettons, que nous respectons, quand il s'agit de maladies telles que la variole et la rage, admettons-la, respectons-la aussi, pour le groupe des affections vénériennes, où elle vient jeter la lumière.

La syphilis ne naît que de la syphilis, voilà ce que dit l'induction basée sur l'analogie; c'est ce que confirme également l'observation clinique, comme je vais essayer de le montrer.

J'ai émis plus haut sur l'origine du chancre infectant trois propositions qu'il me faut actuellement justifier; j'aborde la première.

---

(1) Chomel, *Pathologie générale*, p. 32.

Première proposition. — *Le chancre infectant peut dériver d'un chancre infectant.*

On sait quelles étaient les premières croyances de mon maître, M. Ricord, au sujet de la transmission du chancre en général; il plaçait dans les réactions individuelles, dépendant des tempéraments, des constitutions, des idiosyncrasies, etc., la raison des modalités différentes de la maladie, la cause de l'infection ou de la non-infection générale. Considérant le chancre comme une graine unique, il attribuait à des conditions de terrain les différences de ses manifestations.

C'était là, du reste, l'opinion de Hunter : «L'expérience nous apprend, disait ce grand maître, que le pus vénérien ne présente pas des espèces diverses, et qu'aucune différence ne peut être produite dans la manifestation de la maladie par une différence de force dans la matière purulente. Le même pus exerce sur divers sujets des actions complétement dissemblables, dont la diversité même dépend de la constitution et de l'état général de l'économie, au moment de l'infection» (1).

«J'adoptai, dit M. Ricord, et je soutins longtemps cette doctrine; je dois avouer aujourd'hui que le temps et l'observation ont ébranlé sur ce point mes opinions premières. Après avoir trop accordé à la puissance modificatrice du terrain, j'en suis venu à cette conviction qu'il faut également faire à la graine sa part d'influence; en d'autres termes, et sans vouloir néanmoins m'engager sur ce point d'une façon absolue, j'admettrais volontiers qu'un chancre prend telle ou telle forme, non pas seulement à cause de certaines disposi-

---

(1) *Du Virus syphilitique*, ch. 1, § 4 (de l'acrimonie plus ou moins grande du virus).

tions particulières à l'individu qui le contracte, mais encore en raison de la *source* à laquelle il a été puisé, en raison, si vous voulez me permettre ce mot, du chancre qui lui sert d'ascendant» (1).

L'intérêt doctrinal qui s'attachait à cette question de la contagion ne pouvait manquer de provoquer des recherches spéciales. M. Bassereau s'engagea l'un des premiers sur cette voie encore inexplorée; seulement il eut plutôt en vue d'établir dans son travail l'infection ou l'immunité parallèle des sujets contagionnés l'un par l'autre, que de comparer dans leur forme initiale les chancres des sujets contaminés (2); il se rattache néanmoins à ses recherches le plus grand intérêt.

De son côté, M. Clerc étudia aussi la question de contagion; mais, comme l'a dit mon maître, il ne cita, à l'appui de son opinion, qu'un nombre d'observations trop restreint pour porter une entière conviction dans l'esprit de ses lecteurs (3).

L'école de Lyon mit également cette question à l'étude. MM. Diday, Rodet et Rollet, conclurent, d'après les résultats de leur expé-

---

(1) *Leçons sur le chancre*, p. 174.

(2) M. Bassereau a relaté dans son livre *sur les affections de la peau symptomatiques de la syphilis*, douze observations dans lesquelles il a eu occasion de confronter les malades infectés l'un par l'autre.

De ces 12 observations, il en est 7 dans lesquelles la forme de l'accident initial (chancre induré) est déterminée rigoureusement de part et d'autre; il en est une dans laquelle l'existence d'un chancre antérieur à l'infection est seulement signalée, sans que l'auteur insiste sur la forme de l'accident initial; enfin, dans les quatre dernières, M. Bassereau n'a eu l'occasion que de constater parallèlement les accidents constitutionnels développés sur ses malades, sans assister au développement du chancre.

(3) Le mémoire de M. Clerc, *sur le chancroïde*, ne contient, en effet, que six observations relatives à la transmission du chancre infectant. Encore, dans ces six cas, M. Clerc n'a-t-il pas toujours assisté au développement de l'accident primitif.

rience personnelle, que chacune des variétés du chancre se transmet *isolément* dans son espèce (1).

Jusqu'ici l'accord était parfait ; mais voici qu'à Marseille l'un des anciens élèves de M. Ricord, aujourd'hui chirurgien distingué de cette ville, protesta contre cette division de la syphilis en deux espèces nosologiques indépendantes. Champion zélé de l'unicité du virus, M. Melchior Robert nia cette relation *forcée* du chancre avec le chancre qui l'a fourni ; d'après lui, les deux espèces se croisent fréquemment, et en somme, les différentes variétés de l'accident primitif doivent être considérées simplement «comme les manifestations d'un même principe dont les effets variés tiennent à des conditions étrangères au virus,» par conséquent à la contagion (2).

Au milieu de ces dissidences, presque inévitables dans une question aussi complexe et difficile que celle dont nous traitons actuellement, M. Ricord voulut, de son côté, recourir de nouveau à l'observation et soumettre toutes les théories à une analyse rigoureuse des faits cliniques. Il me fit donc entreprendre, en 1856, sous ses yeux, une série de recherches sur la contagion, recherches dont j'ai rendu compte en partie dans les *Leçons sur le chancre,* et plus complétement dans un travail spécial (1857). Depuis cette époque, j'ai continué seul cette étude et réuni aux faits antérieurement publiés un grand nombre de faits nouveaux. C'est le résultat de ces observations que je dois faire connaître actuellement.

Il est deux modes différents pour suivre la propagation d'un chancre. On peut remonter du sujet infecté au sujet infectant, c'est-à-dire *réunir les couples contaminés,* ou bien, ce qui n'est pas moins intéressant ni moins démonstratif, suivre la transmission sur plusieurs sujets ayant puisé l'infection à la même source.

---

(1) Les opinions de l'école de Lyon ont été reproduites par M. Ach. Dron dans une thèse récente d'un grand intérêt (*du Double virus syphilitique;* Paris, 1856).

(2) *Faits et considérations cliniques à l'appui de l'unicité du virus chancreux;* Marseille, 1857.

J'ai pris la question sous ces deux faces, et voici les résultats que m'a fournis cette double investigation, dans laquelle j'ai été considérablement aidé par mon collègue E. Caby, interne de Saint-Lazare, ainsi que par plusieurs de mes collègues des hôpitaux.

72 observations, dans lesquelles j'ai pu suivre la contagion du chancre infectant, m'ont démontré la similitude des accidents développés de part et d'autre chez les sujets qui reçoivent l'infection et ceux qui la transmettent. Dans tous les cas où j'ai pu remonter à l'origine d'un chancre induré, j'ai rencontré comme ascendant un accident de même nature, au moins lorsque la contagion était transmise par un sujet vierge d'infection antérieure. Dans tous les cas où j'ai suivi la transmission du chancre sur plusieurs malades ayant puisé l'infection à la même source, j'ai toujours constaté le même symptôme sur les différents individus contaminés, c'est-à-dire le chancre infectant, suivi chez tous des accidents de la syphilis constitutionnelle. Jamais cette loi de relation n'a trouvé un seul démenti ; pas une exception ne s'est produite, pas un fait contradictoire n'est venu jeter le doute sur cette doctrine nouvelle de la transmission du chancre infectant dans son espèce.

Quelques-unes de ces observations, que je citerai d'une façon sommaire (1), me paraissent véritablement de nature à commander la conviction.

I. Dans l'une d'elles, par exemple, c'est une femme affectée d'un *chancre induré*, suivi de syphilis, qui transmet des *chancres indurés* à deux jeunes gens et au père de l'un d'eux. Chez ces trois malades, ces chancres furent le prélude de l'infection syphilitique.

II. Dans un second cas, une femme P..... contracte un *chancre induré* qui devient l'origine d'une effroyable syphilis. Elle transmet ce chancre à son amant R...., lequel, pour le dire en passant, avait

---

(1) Elles sont publiées *in extenso* dans les *Leçons sur le chancre*, p. 181 et suiv.

été affecté, quelques années auparavant, de plusieurs chancres simples qui n'avaient entraîné à leur suite aucun accident de syphilis. Le chancre transmis s'*indure,* et le malade est bientôt amené à l'hôpital du Midi par les symptômes suivants : roséole papuleuse, plaques muqueuses labiales et linguales, balano-posthite secondaire, éruption croûteuse du cuir chevelu, adénopathie bicervicale, angine spécifique.

Mais ce n'est pas tout : à quelques jours d'intervalle, la même femme transmet encore un chancre à deux autres gens, F.... et V..., vierges jusqu'alors de tout accident syphilitique. Or voici ce qui advint :

F..... prit *trois chancres indurés* accompagnés d'un double bubon inguinal spécifique. A ces chancres succédèrent, dans le délai normal, les manifestations constitutionnelles suivantes : roséole papuleuse; plaques muqueuses de l'anus, du scrotum et de la bouche; angine; éruption croûteuse du cuir chevelu, confluente; alopécie, adénopathie cervicale très-caractérisée, céphalée nocturne, douleurs rhumatoïdes, papules granulées des ailes du nez, etc.

V..... contracta également des *chancres indurés* accompagnés de même d'une adénopathie bi-inguinale spécifique. A quelques mois d'intervalle, la vérole se confirma par les accidents constitutionnels : roséole, plaques muqueuses buccales, céphalée, douleur sous-sternale, etc.

III. Voici encore une observation des plus curieuses :

J'ai été assez heureux pour réunir à l'hôpital du Midi, sous les yeux de mon maître, SIX individus ayant puisé l'infection à la même source, et cela dans des conditions telles qu'il était impossible de mettre en doute l'origine identique de la contagion. La femme, il est vrai, auteur de tous ces maux, nous a échappé; mais les six victimes nous restaient pour nous permettre d'étudier la relation des accidents.

Eh bien, encore ici, nous voyons l'identité d'origine se traduire par l'identité du symptôme initial et des manifestions consécutives.

Voici en effet ce qui a été observé : sur le premier (je les classe par ordre chronologique de contagion), *double chancre induré* de la rainure glando-préputiale, adénopathie bi-inguinale spécifique, multiple et indolente; roséole érythémateuse, plaques muqueuses du gland et du prépuce; plaques muqueuses des amygdales; adénopathie cervicale postérieure, céphalée.

Sur le deuxième, *chancre induré* du prépuce; adénopathie bi-inguinale, dure, multiple et indolente; roséole, plaques muqueuses.

Sur le troisième, qui fut traité par M. Cullerier, *chancre induré* de la rainure glando-préputiale, bubon spécifique; roséole, adénopathie cervicale postérieure.

Sur le quatrième, *chancre induré* du prépuce; lymphangite dorsale de la verge, indurée, adénopathie bi-inguinale, multiple, dure, indolente. Plaques muqueuses buccales; éruption croûteuse du cuir chevelu; céphalée.

Sur le cinquième, *double chancre induré* du prépuce; adénopathie inguinale, dure et indolente. Roséole; plaques muqueuses buccales.

Sur le sixième, enfin, *large chancre induré* du frein. Adénopathie bi-inguinale spécifique très-caractérisée; syphilide papulo-squameuse du tronc; psoriasis palmaire et plantaire; syphilide impétigineuse de la face et du cuir chevelu; plaques muqueuses; céphalée; adénopathie cervicale, etc.

Et ainsi d'une foule d'autres observations qu'il serait trop long de citer ici, d'autant que je les ai déjà relatées en partie. Qu'il me suffise de dire que *dans une série de 72 observations, le chancre induré a toujours donné naissance* (sur les sujets sains, bien entendu) *à un chancre de même nature, et toujours, dans ces conditions, la vérole a succédé au chancre de part et d'autre.*

Voilà donc un premier fait qui me paraît établi par l'observation clinique.

J'aborde la seconde proposition.

Deuxième proposition. — *Le chancre infectant peut dériver d'un chancre à base molle développé sur un sujet syphilitique.*

Je crois avoir été l'un des premiers à signaler ce mode spécial de contagion; je le discuterai donc d'autant plus librement.

Ce sujet est délicat et minutieux; j'essaierai d'y apporter le plus de clarté possible.

Précisons les faits pour éviter toute ambiguïté.

Soit un sujet bien et dûment syphilitique. Il a contracté, je suppose, un chancre infectant il y a deux ans, et ce chancre a été suivi des accidents propres à la diathèse; mais aujourd'hui il est sain, en apparence du moins; il ne présente rien qui rappelle la syphilis.

Or voici que dans ces conditions, il contracte un nouveau chancre. Ce chancre, comme d'habitude en pareil cas, présente une base molle; il n'est suivi d'aucun des accidents propres à l'infection syphilitique.

A cette époque, porteur de ce chancre, le malade que nous supposons transmet à son tour la contagion à un sujet vierge de tout antécédent syphilitique. Quelle sera sur ce dernier la nature du chancre transmis? sera-ce un chancre infectant? sera-ce un chancre simple?

Eh bien! je réponds : *Le chancre transmis peut être ou bien un chancre infectant ou bien un chancre simple, et cela suivant la nature de l'accident dont il dérive.*

C'est ici surtout que j'ai besoin de toute l'attention de mes lecteurs, pour faire comprendre ma pensée dans cette exposition difficile.

Si le chancre du premier sujet (c'est-à-dire du sujet syphilitique que nous avons supposé) *a été puisé à une source syphilitique, le chancre du second sujet sera syphilitique, c'est-à-dire suivi de vérole.*

Si le chancre du premier sujet a été puisé à une source non syphili-

tique, c'est-à-dire si c'est un chancre simple, le chancre du second sujet sera un chancre simple, non suivi de syphilis.

Tel est du moins le résultat qu'a paru me fournir l'observation de quelques faits sur lesquels j'aurai à insister plus loin.

Après avoir bien déterminé le problème et énoncé sommairement la solution que je tends à lui donner, qu'il me soit permis d'en développer la discussion.

J'ai dit plus haut : le sujet syphilitique que je suppose contracte un chancre, et ce chancre, *comme d'habitude,* présente une base molle. C'est en effet ce qui a lieu. J'ai observé, pour ma part, avec un soin particulier, les malades syphilitiques qui étaient frappés d'une contagion nouvelle ; j'ai examiné avec attention la forme des nouveaux chancres qu'ils présentaient, et j'ai recherché s'ils amenaient à leur suite quelque accident d'*une seconde vérole.* Eh bien, je dois dire que sur un total considérable de malades suivis dans cet esprit, je n'ai jamais rencontré un seul chancre de seconde contagion qui présentât l'induration particulière, en général, au chancre syphilitique ; je n'en ai vu aucun amener à sa suite ces accidents tout spéciaux qui accompagnent presque fatalement, à quelques mois de distance, le véritable chancre infectant. Dans tous les cas, j'ai vu le chancre développé sur le sujet syphilitique présenter une base molle, absolument dépourvue de toute induration ; dans tous les cas, immunité consécutive absolue. Est-ce à dire pour cela que le chancre induré ne puisse se manifester *deux fois* sur le même sujet ; est-ce à dire que la vérole ne puisse *se doubler?* Non, se serait imprudent à moi de tirer cette conclusion des faits que j'ai observés. Je me borne à énoncer que pour ma part, sur plus de 2,000 malades syphilitiques dont je tiens en main les observations, je n'ai point rencontré un seul cas de chancre induré double, de vérole doublée (1). Je ne dis rien de plus.

---

(1) Mon collègue, M. Delestre, vient d'être plus heureux, en rencontrant un

Me plaçant toutefois sur le terrain de l'analogie, invoquant le secours de la pathologie générale, je crois que la syphilis doit subir la loi de la plupart des affections virulentes, c'est-à-dire placer l'économie sous une influence qui ne permet plus au virus de développer les mêmes phénomènes sur les malades une fois infectés. Je le crois d'autant plus, qu'entre toutes les maladies il n'en est pas une qui, au même degré que la syphilis, s'empare du malade, fasse corps, pour ainsi dire, avec lui, s'ajoute à sa constitution, à son être, crée une diathèse aussi tenace, aussi persistante, et comme un véritable *tempérament* nouveau. La récidive doit être l'exception pour la syphilis au même degré, *sinon plus*, que pour la variole, la scarlatine, la fièvre typhoïde, et cela en vertu des mêmes principes pathogéniques.

La syphilis préserve donc de la syphilis, comme la variole de la variole, et la diathèse syphilitique ne se double pas plus, en général, que les autres diathèses.

Mais, si la diathèse ne se double pas, l'accident qui lui sert d'origine peut-il se répéter, se doubler? Cette question me semble devoir être envisagée sous une forme autre qu'elle ne l'a été jusqu'à présent.

J'ai dit plus haut que le chancre *induré* ne récidive pas; c'est en

---

cas de vérole doublée. Loin de moi la pensée de repousser ce fait non plus que quelques-unes des observations semblables que possède déjà la science. La pathologie générale, en effet, nous montre l'extinction des diathèses, même de celles qui semblent influencer le plus profondément l'organisme, comme un fait possible. C'est ainsi que la variole, par exemple, récidive, que l'influence vaccinale s'épuise et s'éteint après un certain temps, etc. Pourquoi donc, dirai-je avec mon maître, la diathèse syphilitique serait-elle la seule qui résistât aux modifications incessantes que la vie imprime à notre être?... Évidemment l'analogie nous force à croire que l'influence syphilitique peut s'éteindre, au moins, sur certains sujets privilégiés, et dès lors, pouvant s'éteindre, elle peut se reproduire. Mais le cas de M. Delestre, comme les autres faits semblables, ne seront jamais que des exceptions à la règle générale, des raretés pathologiques.

effet la règle. Je ne parlerai pas ici des exceptions que l'on a avancées; je les accepte, je veux y croire; mais ce ne sont que des exceptions, des curiosités pathologiques. Traitons seulement des faits les plus généraux, et acceptons comme tel ce résultat de l'observation commune : *l'induration ne récidive pas*. Or qu'est-ce donc que cette *induration* sur laquelle on a tant discuté?

A ne l'examiner qu'au point de vue symptomatologique, l'induration est une lésion morbide spéciale, qui se manifeste sur certaines parties de l'économie, dans les premiers temps de l'infection syphilitique. Elle se montre d'abord sous la surface ulcérée de l'accident initial, bientôt après, dans les ganglions du voisinage et les lymphatiques qui y conduisent; plus tard enfin, dans les ganglions cervicaux postérieurs, mastoïdiens, pharyngiens, sus-épitrochléens, etc.

C'est un état morbide *spécial*, ai-je dit. En effet, dans quelle maladie voit-on se produire cette induration toute particulière, rénitente, chondroïde, sans tendance à la suppuration, à l'ulcération, etc.?

C'est de plus, et j'insiste sur ce point, un état morbide *indépendant*. Je m'explique à cet égard.

Que l'induration se produise tout d'abord sous la surface ulcérée du chancre, je l'accorde. Mais voyez ce qui advient au delà. Elle apparaît dans les ganglions où aboutissent les lymphatiques de la partie affectée, cela est encore vrai; mais touchez les aines d'un malade porteur d'un chancre induré de la verge, vous sentirez toute une *pléiade* de ganglions engorgés, et cela souvent dans les deux aines à la fois. Croyez-vous que les lymphatiques émergeant de la petite surface cutanée qui est le siége de l'ulcération vont aboutir à la fois à tous ces ganglions? L'anatomie juge cette opinion; et de même la clinique, en nous montrant que le bubon d'absorption propre au chancre simple se limite à une ou deux glandes au plus, sans toucher aux glandes voisines (1). Plus tard enfin, les gan-

(1) On l'a appelé, en raison de ce caractère, bubon *mono-ganglionnaire*.

glions sous-occipitaux, cervicaux postérieurs, mastoïdiens, etc., se prennent, et présentent un état d'induration tout spécial, sans même qu'aucune lésion du cuir chevelu provoque cette manifestation morbide (1). Et le ganglion épitrochléen, plus rare il est vrai, comment l'expliquer? Rien ne le provoque, rien ne l'appelle.

Ces considérations m'amènent donc à penser que l'induration est un état morbide *indépendant*. Sans doute il peut être provoqué, suscité par une lésion, une irritation locale, mais il peut aussi se produire sans cet appel; c'est une manifestation de la diathèse, au même titre que la roséole, la papule muqueuse; c'est un accident syphilitique.

D'après cela, *un chancre ne devient pas syphilitique parce qu'il s'indure, il s'indure parce qu'il est préalablement syphilitique.*

Je dédoublerais donc volontiers, théoriquement, le chancre induré en deux espèces pathologiques distinctes, une *ulcération* et une *induration*. Dans cette vue, l'ulcération serait la lésion initiale de la syphilis, « la porte d'entrée du virus, » comme dit mon maître; l'induration, ce serait au contraire un symptôme de la diathèse acquise, confirmée, *un accident d'infection généralisée ;* ce serait, en un mot, le premier des accidents constitutionnels.

N'est-ce là qu'une vue théorique? Non, car cette manière de voir se trouve confirmée par la double considération suivante :

En premier lieu, si l'induration est un accident secondaire dépendant de la diathèse, elle ne doit pas plus que la diathèse se doubler, récidiver. C'est en effet ce qui a lieu, l'induration ne double pas, nous l'avons dit.

En second lieu, que produit sur un sujet syphilitique une inoculation faite avec du pus de chancre infectant? Laissons ici parler nos maîtres : « Le chancre provenant de cette inoculation *ne s'indure*

---

(1) Consulter à ce sujet les expériences de M. Ricord.

plus, sa base reste molle.» Ainsi le chancre se produit, et l'induration ne l'accompagne plus ; c'est donc que ces deux états morbides, ulcération et induration, sont indépendants l'un de l'autre, que l'un peut exister sans l'autre, qu'ils ne s'appellent pas, ne se commandent pas mutuellement ; c'est donc que l'induration est un état pathologique *indépendant*, comme je tente de l'établir (1).

Appliquons maintenant les notions et les vues précédentes au problème que nous discutons dans ce paragraphe.

Un sujet syphilitique s'expose à la contagion ou à l'inoculation du pus d'un chancre syphilitique ; il contracte un nouveau chancre. Ce chancre est un chancre syphilitique, le bon sens l'indique, indépendamment même des données fournies par l'observation des faits. Mais, comme la diathèse ne peut se doubler, comme de plus l'induration est un symptôme de la diathèse, ce chancre ne s'indure plus, sa base reste molle.

Et alors, à ce moment, voyez l'embarras du clinicien. Entre les deux espèces de chancre, l'un des meilleurs procédés diagnostiques, celui qu'il emploie le plus souvent et le premier, c'est l'*exploration de la base du chancre ;* ce signe faisant ici défaut, voilà le médecin au dépourvu, je ne crains pas de le dire, car les autres caractères sur lesquels il peut baser son diagnostic différentiel sont très-minutieux et souvent trompeurs, même pour un œil exercé. Cela est si vrai que, par une confusion regrettable, les mots de *chancre mou, chancre induré,* sont devenus synonymes de *chancre simple, chancre infectant.*

Cette confusion, ne la commettons pas, ne prenons pas un sym-

---

(1) «L'application du virus vénérien sur un tissu entraîne deux phénomènes morbides, l'induration et l'ulcération. Ces deux conséquences semblent être distinctes et *indépendantes* l'une de l'autre, car, bien qu'elles existent généralement réunies, on les trouve quelquefois isolées, l'une ou l'autre manquant dans quelques cas.» (Babington.)

ptôme pour une maladie ; la mollesse du chancre, c'est un état, mais ce n'est qu'un état, et rien de plus. Vous avez constaté qu'un chancre est *mou*, comme disent les syphiliographes ; mais que vous apprend cela ? Ce n'est qu'une connaissance négative, en quelque sorte. Vous savez que le chancre en question n'est pas induré ; or cela prouve-t-il qu'il ne soit pas syphilitique ? Nullement, puisque l'ulcère syphilitique peut exister, dans certaines conditions que j'ai précisées plus haut, indépendamment de l'induration. Si l'induration au contraire est significative au point de vue diagnostique, c'est d'abord qu'elle constitue une connaissance positive ; c'est, de plus, qu'elle se rattache à l'expression symptomatologique d'une maladie déjà confirmée.

Déterminer la syphilis par un symptôme qui lui est propre, cela est logique ; c'est déterminer une fracture par la crépitation. Mais nier la syphilis parce que telle ulcération ne s'accompagne pas de ce symptôme, cela est illogique, car c'est nier une fracture par l'absence de la crépitation, laquelle, pour constituer dans l'espèce un signe pathognomonique, ne constitue pas un symptôme nécessaire essentiel.

La syphilis ne peut se diagnostiquer que par un symptôme de la syphilis ; l'induration étant de ce nombre, diagnostiquez la syphilis par l'induration, soit ! Mais, l'induration pouvant manquer en présence de la syphilis, ne niez pas la maladie parce que le symptôme fait défaut.

Trop étendues peut-être, ces considérations étaient cependant nécessaires à l'intelligence de ce qui va suivre. Je reviens maintenant à mon sujet principal.

Un malade syphilitique a contracté un nouveau chancre, et ce chancre reste *mou* sans qu'on puisse en déterminer la nature. Nous ignorons ce qu'il est. Voyons comment il va se transmettre, sous quelle forme il va se propager.

Or l'observation, comme nous l'avons fait prévoir, nous montre que tantôt il peut ne transmettre qu'un chancre infectant, que tantôt au contraire il communique un chancre induré suivi de syphilis.

Écoutons les faits :

I. Dans une première série d'observations, je vois ce chancre se transmettre à des sujets vierges de toute infection antérieure sous forme d'un chancre simple. Résumons sommairement ces observations (1).

Observation I. — Une fille publique, affectée de syphilis en 1853 (chancre infectant, syphilides, plaques muqueuses, douleurs ostéocopes, alopécie), contracte de nouveaux chancres en 1856; ces chancres présentent l'*aspect des chancres simples*, et leur base est molle. Elle les transmet à un jeune homme vierge de tout antécédent vénérien. Ce jeune homme contracte sept chancres simples, à base parfaitement souple; survient après quelques jours un bubon aigu qui suppure. Aucun accident consécutif.

Observation II. — Une femme contracte en 1854 un chancre induré, suivi d'accidents de syphilis constitutionnelle (roséole, plaques muqueuses multiples, alopécie, adénopathie cervicale, douleurs rhumatoïdes, etc. etc.). En 1856, elle est affectée d'un chancre à base molle; ce chancre se transmet à un jeune homme vierge de toute affection antérieure, sous forme d'un chancre simple, suivi d'un bubon suppuré. Aucun accident consécutif ne fut présenté par ce jeune homme.

Observation III. — H....., 20 ans, lymphatique.

Aucun antécédent vénérien.

Rapports avec la fille Blanche dans les derniers jours d'août. (Coït antérieur remontant au moins à quatre semaines; pas de coït consécutif.) Chancres reconnus dès les premiers jours de septembre. Pour traitement, pansements et lotions à l'eau de Saturne.

État actuel, 10 septembre: Trois chancres simples, à base molle, siégeant sur le prépuce; adénite aiguë de l'aine gauche.

Pansement au vin aromatique; cataplasmes.

Suppuration de l'adénite, qui est ouverte le 22 septembre; la plaie prend les

(1) Voy. *Recherches sur la contagion du chancre*, où ces observations sont relatées en détail.

caractères d'un chancre, revêt la forme phagédénique, et envahit une grande partie de la région inguinale; pansement à la solution de tartrate ferrico-potassique. Guérison en décembre.

Revu en mars 1857; aucun accident de syphilis.

L..... (Blanche), 21 ans, lymphatique.

Antécédents : Syphilis constitutionnelle antérieure (chancre induré en 1854; pléiades inguinales); plaques muqueuses de la vulve et de l'anus à plusieurs reprises; alopécie; adénopathie cervicale, etc.

État actuel, 6 septembre (Saint-Lazare): CHANCRES MOUS de la vulve; adénite aiguë de l'aine gauche. — Cautérisation; ouverture du bubon.

Sortie le 25 septembre; pas de nouvel accident.

OBSERVATION IV. — *Double contagion de chancres simples, transmis par un sujet syphilitique.*

M....., 30 ans; robuste, sanguin.

Antécédents : Quatre ou cinq blennorrhagies, la dernière il y a dix-sept mois; nul accident consécutif.

Rapport avec la fille Célestine dans le courant de septembre. (Coït antérieur remontant à vingt-deux jours.) Chancres reconnus à quelques jours d'intervalle du dernier coït.

État actuel, 22 septembre : CHANCRES SIMPLES du prépuce et du gland; légère tension ganglionnaire.

Pansement au vin aromatique; cataplasmes.

Inoculation positive avec le pus de l'un des chancres.

Adénite aiguë dans les jours qui suivent; suppuration.

Suivi jusqu'en décembre; aucun accident de syphilis.

B....., 23 ans; lymphatique, chétif.

Aucun antécédent vénérien.

Rapport avec la fille Célestine vers le 25 septembre. (Coït antérieur remontant à quatre mois au moins; pas de coït consécutif.)

État actuel, 30 septembre : Trois CHANCRES SIMPLES de la rainure.

Pansement au vin aromatique. Guérison rapide.

Revu à plusieurs reprises jusqu'en avril 1857; aucun accident de syphilis.

L..... (Célestine), 21 ans, lymphatique.

Antécédents : En juin 1857, *chancre induré* du clitoris, traité à Saint-Lazare.

État actuel, 18 octobre (Saint-Lazare). Très-large CHANCRE SIMPLE, occupant toute la fourchette, et datant évidemment de plusieurs semaines.

Adénopathie bi-inguinale, indolente, remontant à quatre mois; quelques plaques muqueuses en voie de développement sur la face externe des grandes lèvres; adénopathie cervicale.

Traitement mercuriel; pas de nouvel accident jusqu'à la sortie.

Revue en janvier 1857; pas de nouvelle manifestation constitutionnelle.

OBSERVATION V. — Une fille publique contracte un *chancre* qui devient l'origine d'une syphilis constitutionnelle. Elle transmet à cette époque un *chancre induré*, également suivi de vérole. Quelques mois plus tard, elle prend un nouveau chancre *dont la base reste molle ;* elle le transmet sous forme d'un *chancre simple à base molle*, non suivi d'accidents constitutionnels. Voici cette observation en détail :

N....., 35 ans; sujet robuste et sanguin.

Aucun antécédent vénérien.

Rapports dans la deuxième semaine de mai avec la fille C..... (Coït antérieur remontant à trois mois environ.) Apparition de deux chancres à quelques jours du dernier coït. Aucun traitement.

État actuel, 4 juillet : CHANCRE INDURÉ de la rainure; CHANCRE INDURÉ du sommet du gland. Adénopathie bi-inguinale, à ganglions durs, multiples et indolents; lymphangite dorsale indurée.

Inoculation négative avec le pus de l'un des chancres.

Traitement mercuriel (5, 10, et 15 centigr. de proto-iodure).

En août : *roséole érythémateuse*, adénopathie cervicale postérieure; éruption croûteuse du cuir chevelu.

C..... (Eugénie), 24 ans; constitution robuste.

Première affection vénérienne.

État actuel, 15 mai (Saint-Lazare) : Chancre du col utérin, à bords taillés à pic, à fond grisâtre; aucun autre symptôme. — Traitement simple.

Le 17, apparition d'un nouveau chancre à la fourchette. Le chancre se développe en conservant une base molle. — Inoculation consécutive.

Le 1er juillet. *Roséole érythémateuse*, confluente. — Traitement mercuriel.

Le 25. *Syphilide papuleuse* occupant la poitrine, le dos et les jambes; adénopathie cervicale postérieure, croûtes du cuir chevelu, alopécie.

En novembre, cette fille entra de nouveau à Saint-Lazare, portant un CHANCRE MOU, type, de la fosse naviculaire. Or l'un de nos malades, R....., qui tenait d'elle la contagion, présentait comme elle un chancre simple.

R...., 23 ans; constitution moyenne.

Antécédents : Blennorrhagie en 1852.

Rapports avec la fille C..... (Eugénie) à la date du 16 novembre. (Coït antérieur remontant à trois mois; pas de coït consécutif.) Chancre développé vers le 21. — Pas de traitement.

État actuel, 29 novembre : Trois CHANCRES A BASE MOLLE du prépuce et du gland; aucun retentissement ganglionnaire.

Inoculation positive avec le pus de l'un des chancres. — Pansement au vin aromatique.

Guérison en huit semaines.

Revu à plusieurs reprises jusqu'en avril 1857 ; aucun accident de syphilis.

Et ainsi de plusieurs autres observations témoignant toutes dans le même sens.

II. Dans un second groupe, au contraire, viennent se ranger des observations, en moins grand nombre il est vrai, qui nous montrent la transmission du chancre à base molle des sujets syphilitiques sous forme de chancre induré, suivi de vérole constitutionnelle.

J'emprunterai la première à M. Cullerier, en la reproduisant textuellement.

«Un jeune homme est affecté de chancre induré, puis de symptômes constitutionnels; un traitement rationnel est suivi régulièrement et tout disparaît. Au bout de quelques années cet homme gagne un *nouveau chancre qui reste à l'état simple* sans retentissement sur l'économie. Le malade, fort éclairé d'ailleurs, mais ayant mal compris la portée de ce qu'il avait entendu dire qu'on n'avait pas deux fois la vérole, n'attacha aucune importance à l'ulcération dont il était affecté, et n'hésita pas à se marier sans prendre aucun conseil médical. La jeune femme, comme on peut le croire, fut bientôt elle-même affectée d'un chancre, mais celui-ci s'indura, se compliqua d'engorgements ganglionnaires, puis fut suivi, dans l'espace de temps habituel, d'une syphilide papulo-tuberculeuse générale, d'alopécie, d'impétigo du cuir chevelu, et plus tard d'accidents tertiaires.» (Société de chirurgie, 1855.)

M. le Dr Melchior Robert a relaté, dans une thèse récente d'un élève de Lyon, trois observations analogues à la précédente, qui démontrent également la possibilité d'une infection constitutionnelle développée sur des sujets vierges, par la contagion de chancres *mous* provenant de sujets syphilitiques.

Moi-même, avec l'assistance de mon collègue et ami E. Caby, j'ai recueilli les quatre observations suivantes, qui confirment le même fait.

OBSERVATION Ire. — N..... (Marie), âgée de 17 ans, fille publique; tempérament sanguin. — Cette fille a été retenue six fois à Saint-Lazare, depuis 1855, pour des accidents vénériens, à savoir :

Mai 1855, vulvite, vaginite granuleuse, catarrhe utérin purulent.

Novembre 1855, CHANCRE INDURÉ de la fosse naviculaire; adénopathie bi-inguinale à ganglions multiples, durs et indolents.

Février 1856, *plaques muqueuses* de la vulve et de l'anus, adénopathie inguinale persistante, adénopathie cervicale postérieure, alopécie.

Mars 1866, chancre simple, à base molle, de la petite lèvre gauche.

Le 24 mai, angine, ulcérations des amygdales et du voile du palais.

Sortie de Saint-Lazare le 11 juin.

Le 17 juin, cette fille rentre à Saint-Lazare, portant un chancre sur la fourchette, CHANCRE A BASE MOLLE, sans retentissement ganglionnaire. — Cautérisation.

La bouche, les organes génitaux, l'anus, examinés avec le plus grand soin, ne présentent pas la moindre trace d'autres accidents syphilitiques à cette époque (1).

Huit jours après (25 juin), développement de nouvelles papules muqueuses de la vulve. — Cautérisation, traitement mercuriel.

Sortie de Saint-Lazare le 1er juillet.

---

(1) La coïncidence d'accidents syphilitiques secondaires avec le nouveau chancre eût été certes une complication qui aurait pu jeter l'incertitude sur les conséquences doctrinales de cette observation et des suivantes. Je note donc d'une façon très-formelle qu'elle ne s'est présentée dans aucun des faits relatés ici. Les observations dans lesquelles elle s'est produite ont été sacrifiées.

Ce fut dans le court intervalle de ses deux derniers séjours à Saint-Lazare (du 11 au 17 juin) que cette fille contracta un nouveau chancre et le communiqua à notre malade, dont voici l'histoire :

R..... (Louis), âgé de 23 ans; constitution robuste, tempérament sanguin.

Antécédents : Blennorrhagie en 1855; jamais de chancre.

Rapports avec la fille N..... (Marie) le 15 juin. (*Coït antérieur remontant à six semaines au moins; pas de coït consécutif.*)

Le 18 ou le 19 juin, début d'un écoulement uréthral; deux jours après, développement de deux petites ulcérations sur la lèvre supérieure, près de la ligne médiane; ces ulcérations ne cessèrent de s'agrandir, et le malade remarqua qu'elles « prirent une grande *dureté* » en quelques jours. — Pas de traitement.

État actuel, 11 juillet : Double CHANCRE INDURÉ de la lèvre supérieure, reposant sur une base extrêmement dure; chondroïde. (Rapports *ab ore* avoués par le malade.) Ces deux chancres sont situés parallèlement près de la ligne médiane ; celui de droite est de beaucoup plus étendu.

Adénopathie sous-maxillaire du côté droit, datant d'une quinzaine de jours, au dire du malade, devenue douloureuse seulement depuis quelques jours ; un ganglion dur et indolent dans la région sous-maxillaire gauche.

Blennorrhagie simple ; aucune induration sur le trajet de l'urèthre, pas d'adénopathie inguinale. — Cérat opiacé, une pilule de proto-iodure, cubèbe et injections astringentes.

Trois inoculations successives avec le pus des chancres labiaux ; triple résultat négatif.

Le 21. Les chancres sont en voie de réparation ; le bubon sous-maxillaire droit a pris beaucoup de développement, il est devenu très-douloureux ; légère rougeur de la peau dans cette région. — Cataplasmes.

Le 28, résolution de l'adénite.

Du 2 au 8 août, développement d'une *roséole* érythémateuse passant déjà sur quelques points à l'état papuleux, douleurs de tête vers le soir, éruption croûteuse du cuir chevelu ; cicatrisation des chancres. — 2 pilules de proto-iodure.

Le malade quitte volontairement l'hôpital. Il rentre au Midi le 23 septembre, n'ayant fait aucun traitement depuis sa sortie.

État actuel, 23 septembre : Cicatrice indurée de deux chancres, adénopathie sous-maxillaire persistant des deux côtés.

Syphilide papuleuse, plaques muqueuses de l'anus, *plaques muqueuses* interdigitales des pieds ; alopécie, croûtes du cuir chevelu; adénopathie cervicale postérieure. Je constate de plus un léger développement des ganglions inguinaux, constituant des pléiades indolentes; ganglions épitrochléens développés, durs et indolents. — Traitement mercuriel, lotions chlorurées; bains de vapeurs.

Guérison rapide des plaques muqueuses; disparition de la syphilide dans la première quinzaine d'octobre.

Sorti de l'hôpital le 21 octobre.

Observation II. — La fille J..... (Marie), âgée de 23 ans, est entrée à plusieurs reprises à Saint-Lazare pour des accidents de syphilis constitutionnelle (syphilide papuleuse, plaques muqueuses multiples, adénopathie cervicale, alopécie presque complète, tête véritablement dénudée).

Elle rentre de nouveau à l'infirmerie le 21 octobre. (Constitution très-forte, tempérament bilieux.)

On constate, à cette date, un chancre a base molle, siégeant au milieu des caroncules du côté droit. (*Pas la moindre trace d'autres accidents syphilitiques sur les organes génitaux, non plus que sur l'anus.*)

Cautérisation, charpie sèche.

Guérison rapide.

R..... (Théodore), âgé de 19 ans, lymphatique.

Antécédents : Blennorrhagie simple en 1854; jamais de chancre.

Rapport avec la fille J..... (Marie) dans les derniers jours d'octobre. (*Coït antérieur remontant à deux mois ; pas de coït consécutif.*)

Chancre développé à quelques jours d'intervalle. — Lotions à l'eau blanche et pilules de nature inconnue.

État actuel, 4 novembre : Chancre induré de l'anneau inférieur du prépuce. adénopathie bi-inguinale multiple, dure, indolente. — Traitement mercuriel.

Accidents consécutifs : En décembre, *roséole;* adénopathie cervicale postérieure, angine, érythème guttural.

Observation III. — (Je ne donnerai que le résumé de cette observation, qui est complétement analogue au premier fait cité plus haut.)

A..... (Geneviève), 20 ans ; tempérament sanguin.

Cette fille a été traitée à plusieurs reprises, à Saint-Lazare, pour des accidents de *syphilis constitutionnelle* (syphilide polymorphe ; plaques muqueuses ulcérées de la vulve, de la marge de l'anus, des amygdales et du voile du palais ; pléiades inguinales; adénopathie cervicale postérieure; éruption croûteuse du cuir chevelu ; alopécie). Elle rentre de nouveau à l'infirmerie le 23 octobre, portant un chancre de la fosse naviculaire, chancre a base molle, par excellence. (*Pas la moindre trace, à cette époque, d'autres accidents syphilitiques sur les organes génitaux, non plus qu'à la bouche.*) En janvier 1857, nouvelle manifestation de la diathèse préexistante (plaques muqueuses vulvaires, etc.).

A..... (Louis), 21 ans, lymphatique.

Antécédents : Blennorrhagie simple en 1852; jamais de chancre.

Rapports habituels avec la fille A..... (Geneviève), depuis le mois de septembre. (Ce jeune homme n'a pas fréquenté d'autre femme depuis plusieurs mois.)

Chancre labial, dont l'origine remonterait au 28 octobre environ, d'après les souvenirs du malade (aveu des rapports *ab ore*) ; écoulement uréthral datant de la même époque. — Nul traitement.

État actuel, 19 décembre : CHANCRE PARCHEMINÉ de la lèvre inférieure, près de la commissure droite; bubon sous-maxillaire droit, volumineux, indolent dans les premiers jours, mais devenu douloureux depuis une semaine; phimosis congénital, d'une étroitesse extraordinaire; écoulement purulent fourni par la muqueuse du prépuce et du gland; impossiblité d'une exploration plus complète.

Inoculation négative pratiquée avec le pus du chancre labial.

Accidents consécutifs : Dans les derniers jours de décembre, *roséole* érythémateuse; adénopathie cervicale naissante.

OBSERVATION IV. — M..... (Pierre), âgé de 21 ans; constitution très-robuste, tempérament sanguin; aucun antécédent vénérien.

Ce jeune homme n'avait pas vu de femme depuis six mois, lorsqu'il eut des rapports avec la fille G..... (Caroline), dans la dernière semaine d'octobre. Quelques jours après, et sans coït consécutif, un chancre apparut sur le prépuce. — Aucun traitement.

État actuel, 10 novembre : CHANCRE PARCHEMINÉ type de la face muqueuse du prépuce, supérieurement; adénopathie bi-inguinale, à ganglions multiples, durs, indolents. — Traitement mercuriel.

Accidents consécutifs : 23 décembre, *roséole érythémateuse* confluente; *plaques muqueuses* des amygdales et du voile du palais; angine, éruption croûteuse du cuir chevelu ; adénopathie cervicale postérieure; douleurs rhumatoïdes.

La fille G..... (Caroline) (22 ans; lymphatique), de qui notre malade tenait la contagion, fut arrêtée le 4 novembre; elle présentait un large CHANCRE A BASE MOLLE de la fosse naviculaire. (*Nul autre accident syphilitique à cette époque.*)

Depuis janvier 1856, cette fille avait été envoyée trois fois à Saint-Lazare.

En janvier, elle avait été affectée de CHANCRES INDURÉS de la vulve, avec pléiades inguinales caractéristiques, suivis bientôt d'accidents constitutionnels (syphilide papulo-squameuse, plaques muqueuses de la vulve; alopécie, ganglions cervicaux).

Depuis cette époque, elle était rentrée deux fois à Saint-Lazare, pour des chancres à base molle. A chaque séjour que fit cette fille à l'infirmerie de la prison, l'on constata l'influence persistante de la diathèse.

En 1857, nouveaux accidents de syphilis constitutionnelle.

Ces faits concordent entre eux et ne sauraient véritablement laisser de doute sur le caractère infectieux que peut présenter, en quelques circonstances, le chancre à base molle, lorsqu'il est développé sur un sujet préalablement infecté.

Il semble donc démontré aujourd'hui, contrairement aux idées admises autrefois, qu'UN SUJET VÉROLÉ CONTRACTANT UN NOUVEAU CHANCRE PEUT ENCORE TRANSMETTRE LA VÉROLE.

Voilà ce qu'apprend l'observation clinique. Essayons maintenant d'interpréter les résultats qu'elle nous fournit.

C'est tantôt un chancre simple, tantôt un chancre infectant qui succède à la contagion du *chancre à base molle* développé sur les sujets syphilitiques. A quoi peut tenir cette différence? C'est ce qu'il me faut maintenant rechercher.

Nous savons aujourd'hui à n'en pas douter, et pour ma part j'ai cherché longuement à l'établir dans un travail spécial, que les influences autrefois invoquées pour expliquer la modalité différente du chancre sur les différents sujets sont tout à fait insuffisantes. L'âge, le sexe, la constitution, le tempérament, les idiosyncrasies, ne modifient en rien la nature du chancre, ne peuvent en rien nous donner le secret, ici, de sa diffusion dans l'organisme, là, au contraire, de sa localisation sur le point primitivement affecté. Tout dépend, pour le chancre, de la source dont il dérive.

Dans le cas actuel, n'invoquons donc aucune de ces influences vaines pour interpréter les phénomènes différents que nous fournit la contagion du chancre à base molle développé sur les syphilitiques.

Cherchons ailleurs l'explication de ce fait; et, puisque, comme je viens de le dire, la nature du chancre n'est soumise qu'à l'accident dont il dérive, voyons si la question d'origine pourrait nous ouvrir le secret des différences que nous avons signalées.

Si le chancre spécial dont nous traitons actuellement peut se transmettre sous deux formes différentes, remarquons aussi qu'il peut reconnaître une double origine. Il peut dériver d'un chancre simple, comme aussi naître d'un chancre syphilitique. Eh bien! supposons-le tout d'abord issu d'un chancre simple: sa nature ne se modifie en rien, parce qu'il germe sur un terrain syphilitique. Pourquoi donc ne serait-il pas soumis aux lois ordinaires de la contagion du chancre simple? Pourquoi ne se transmettrait-il pas sous sa forme, auquel cas il reproduirait un chancre simple?

Venons au contraire au second cas : il est né d'un chancre syphilitique. Sa *nature* n'est encore altérée en rien par le fait de son développement sur un organisme infecté; il doit donc se reproduire encore suivant la loi de contagion propre au chancre syphilitique, c'est-à-dire transmettre un chancre syphilitique.

En conséquence, d'après cette vue toute théorique, *le chancre des syphilitiques serait soumis, dans son mode de transmission, à l'accident dont il dérive.* Ce chancre deviendrait ou non infectieux *suivant son origine.* Émané d'un chancre infectieux, il en conserverait le caractère ; issu d'un chancre non infectieux, il ne transmettrait qu'un chancre simple.

Cette hypothèse est-elle confirmée par l'observation? J'ai le regret de dire que jusqu'à ce jour aucun fait bien complet n'a été recueilli qui puisse lui venir en aide. Voyez en effet que de conditions réunies doivent présenter les observations de ce genre pour servir à élucider le grave problème que nous étudions actuellement. Il faut réunir *trois* sujets, et il faut que ces trois sujets satisfassent à des conditions toutes particulières. C'est 1° un sujet préalablement contaminé qui doit se trouver exposé à une nouvelle contagion; 2° il faut que la source de cette seconde contagion soit un chancre de nature bien déterminée; 3° il faut enfin que le troisième sujet auquel le chancre est transmis soit vierge de toute infection antérieure. Jugez si l'on a souvent l'occasion, si l'on peut même concevoir l'espérance, de rencontrer à la fois tous ces éléments réunis, et cela surtout dans des conditions qui permettent de suivre en toute sécurité, à l'abri de toute erreur, la filiation des accidents.

L'hypothèse que j'ai avancée n'a donc pas trouvé jusqu'à ce jour sa confirmation clinique, et il est probable qu'elle l'attendra longtemps encore. Ne faut-il donc la considérer qu'au titre d'une vue purement théorique? Je ne le crois pas. D'une part, en effet, elle réunit pour elle toutes les probabilités rationnelles ; elle est conforme à tout ce que nous apprend l'observation la plus rigoureuse sur les lois habituelles de la contagion ; d'une part, elle est en partie justifiée par ce double fait, à savoir : qu'un sujet syphilitique est susceptible de *recevoir* à la fois l'une et l'autre variété de chancre, et qu'il peut également les *transmettre.*

En terminant ce qui est relatif à la contagion spéciale dont nous nous sommes occupés dans ce long paragraphe, je ne puis m'abstenir d'ajouter une remarque, et de faire en même temps une réserve.

Si le chancre à base molle des sujets syphilitiques peut se transmettre sous forme d'un chancre infectant, dans les conditions que nous avons déterminées, *cette contagion, en tout cas, doit être rare.* Pour ma part, en effet, je n'ai rencontré que quelques faits (1) dans lesquels un tel chancre provînt d'un chancre infectant, seule

---

(1) Ces observations sont relatées dans les *Leçons sur le chancre,* p. 172. Il faut y joindre encore un autre fait, observé par M. Maratray, de Nevers. Ce dernier est très-curieux, en ce qu'il montre parallèlement la transmission d'un chancre induré sur deux sujets, dont l'un était vierge d'infection antérieure, et dont l'autre au contraire était syphilitique. Voici le résumé de cette observation véritablement exceptionnelle :

Deux jeunes gens ont commerce le même jour avec une femme affectée de

condition dans laquelle il peut se transmettre avec le caractère infectieux. Et, d'un autre côté, si je consulte les données de l'inoculation, je constate des résultats tellement contraires aux idées généralement admises aujourd'hui, que je ne puis les passer sous silence. Les maîtres de l'art, en effet, professent que l'inoculation du pus du chancre infectant sur un sujet syphilitique produit, comme résultat *habituel*, un nouveau chancre dont la base reste molle, doctrine que je viens d'ailleurs d'exposer dans ce paragraphe. On sait, de plus, que sur ce fait repose toute la théorie du Dr Clerc. « Le chancre simple, dit ce dernier syphiliographe, est le résultat de l'inoculation d'un chancre infectant à un sujet qui a ou qui a eu la syphilis constitutionnelle; il est l'analogue de la varioloïde et de la fausse vaccine, d'où la dénomination de *chancroïde* que nous proposons de lui appliquer. »

Or j'ai consciencieusement étudié, pour ma part, ce que produit l'insertion du pus de chancre infectant sur un sujet syphilitique. J'ai pratiqué un très-grand-nombre d'inoculations de l'une et l'autre espèce de chancre (plus de 200), et je suis arrivé à des résultats tels, qu'ils pourraient paraître *incroyables*, si les expériences que je vais relater n'avaient été faites sous les yeux mêmes et dans le service de M. Ricord.

Le tableau suivant résume ces résultats :

---

chancre induré, et chez laquelle se développèrent consécutivement des accidents de syphilis constitutionnelle.

L'un d'eux se trouvait, à cette époque, sous le coup d'une infection antérieure; c'était un sujet syphilitique. Il contracta avec cette femme un *chancre à base molle* qui subit la déviation phagédénique.

Le second, vierge de tout accident syphilitique antérieur, prit un *chancre induré*, lequel s'accompagna de pléiade ganglionnaire caractéristique, et fut suivi des accidents constitutionnels de la syphilis.

I. *Inoculations de chancres indurés sur des sujets syphilitiques.*

	Nombre des inoculat.	Résultats positifs.	Résultats négatifs.
Chancres indurés à la période d'*augment*.....	13	1	12
— à la période d'*état*.........	55	»	55
— à la période de *transition*...	16	»	16
— à la période de *réparation*..	9	»	9
— à *forme gangréneuse*........	6	»	6

Voyez au contraire, comparativement, les résultats que donne l'inoculation du chancre simple.

II. *Inoculations de chancres simples.*

	Nombre des inoculat.	Résultats positifs.	Résultats négatifs.
Chancres simples à la période d'*augment*.....	2	2	»
— à la période d'*état*........	44	44	»
— à la période de *transition*...	9	9	»
— à la période de *réparation bien établie*..............	12	9	3
— à la période de *réparation déjà avancée*............	3	3	»
— à la période de *réparation extrêmement avancée*.....	7	2	5
Chancre simple à *forme gangréneuse*.......	1	»	1
— inoculé après une *cautérisation profonde*...........	1	»	1

Il suffit de jeter les yeux sur ces deux tableaux pour être frappé des résultats différents que fournit l'inoculation, suivant qu'elle s'adresse à des chancres simples ou bien à des ulcérations de nature infectieuse. D'un côté, elle répond presque invariablement d'une façon positive; de l'autre, sa réponse est presque invariablement négative. Comparons, en effet, comme exemple, ce que fournit l'inoculation de chancres de nature différente, mais interrogés à des périodes semblables de leur existence, soit à la période d'état :

Chancres simples : 44 inoculations; — 44 inoculations positives, c'est-à-dire fournissant la pustule spécifique.

Chancres infectants : 55 inoculations; — 55 inoculations négatives, stériles.

Voilà certes des résultats absolus de part et d'autre et absolument contraires.

Ces résultats du reste sont entièrement conformes aux expériences de M. le Dr Puche, d'après lequel l'inoculation du chancre infectant ne fournirait pas 2 *fois sur* 100 la pustule spécifique. J'ajouterai que mon collègue et ami, M. V. Poisson, qui a continué, dans le service de M. Ricord, ces recherches sur l'inoculation comparative des deux chancres, a obtenu des résultats complétement analogues aux miens. On en jugera par le tableau suivant qu'il a bien voulu me transmettre :

I. *Inoculations de chancres simples.*

	Nombre d'inoculat.	Inoculat. posit.	Inoculat. négat.
Chancres à la période de progrès ou d'état...	5	5	»
— à la période de transition..........	2	2	»
— à la période de réparation.........	6	6	»

II. *Inoculations de chancres indurés sur des sujets syphilitiques.*

	Nombre d'inoculat.	Inoculat. posit.	Inoculat. négat.
Chancres à la période de progrès............	4	»	4
— à la période d'état..................	20	1 (*)	19
— à la période de transition..........	11	»	11
— à la période de réparation.........	17	»	17

(*) Ce chancre datait de neuf jours.

Mon collègue, M. Nadaud, a étudié le même fait dans le service de M. le Dr Puche, et il est arrivé à des conclusions encore plus absolues : « Je suis forcé de conclure, dit-il (thèse inaugurale, p. 24), pour ne pas être en opposition avec ce que j'ai vu, que le pus du chancre induré ne s'inocule pas sur le terrain diathésé qui l'a fourni. Je vais même plus loin encore : malgré le petit nombre de faits que je possède à cet égard, je crois que le pus du chancre infectant, *lors même qu'il provient d'une source étrangère*, ne s'inocule pas davantage sur un terrain diathésé. »

M. Laroyenne a de même essayé vainement d'inoculer le pus du chancre induré sur des sujets syphilitiques (1).

De toutes ces expériences, il résulte donc que le chancre infectant est d'une inoculation très-difficile à obtenir, et très-rarement obtenue sur les sujets syphilitiques.

On aurait pu, ce me semble, prévoir et annoncer *a priori* ce défaut d'inoculabilité du chancre infectant parvenu à une certaine période. C'est qu'en effet il est à la fois conforme à un fait d'observation journalière et aux grandes lois de la pathologie générale. D'une part, voyez si le chancre induré se multiplie sur place, comme le chancre simple, par une série d'inoculations *successives* de voisinage; voyez s'il produit fréquemment à ses côtés ce chancre à base molle, simulant d'aspect le chancre simple, et auquel un syphiliographe contemporain a donné le nom de *chancroïde*. Il n'en est rien : le chancre infectant, comme l'a dit M. Ricord, est et *reste* solitaire. Pour qu'il se multiplie, pour qu'il se reproduise, il faut, pour ainsi dire, *forcer la main à la nature*, en ouvrant par la lancette une voie artificielle au pus virulent. Encore ce procédé est-il insuffisant dans l'énorme majorité des cas, puisque l'inoculation ainsi pratiquée reste généralement stérile.

---

(1) *Études expérimentales sur le chancre*, dans l'*Annuaire de la syphilis*, par Diday et Rollet.

Et d'autre part, interrogeons les lois qui régissent la pathologie des affections virulentes. Le vaccin reproduit-il sa pustule spécifique quinze jours après une première inoculation? L'insertion du pus varioleux ne demeure-t-elle pas sans résultat sur un sujet récemment atteint de la variole? — Ce serait donc, en réalité, par un privilége *exceptionnel* que le chancre infectant pourrait, au moment où il vient de créer une diathèse, se reproduire sur le même sujet, même en se modifiant dans sa forme et ses caractères extérieurs.

Appliquons maintenant ces notions, déduites de l'expérience, au sujet spécial que nous traitons dans cette thèse.

L'inoculation démontre le peu de réceptivité des sujets syphilitiques pour le pus du chancre infectant. N'est-il pas plus que probable, d'après cela, que ces mêmes sujets doivent présenter une immunité au *moins égale* contre la *contagion* du même virus? Or, n'étant que peu susceptibles de *recevoir* le virus, ils ne pourront *que rarement et difficilement le transmettre.*

Concluons de là :

1° *Que la transmission du chancre syphilitique aux sujets syphilitiques doit être rare ;*

2° *Qu'un sujet syphilitique ne peut que rarement transmettre la syphilis par le fait d'un nouveau chancre syphilitique qu'il aurait contracté ;*

3° *Que si la syphilis peut être assez souvent transmise par un sujet syphilitique, la transmission doit se faire, dans ce cas, par un accident autre qu'un chancre de nouvelle contagion.*

Ce dernier point m'amène naturellement à parler de la contagion des accidents secondaires.

TROISIÈME PROPOSITION. — *Le chancre infectant peut être produit par la contagion d'un accident de syphilis consécutive.*

Si la question traitée dans le paragraphe précédent est l'une des plus minutieuses de la contagion, celle-ci à coup sûr en est l'une des plus controversées.

Dans les termes où l'on a coutume de le poser, le problème de la syphilis secondaire me paraît susceptible de deux solutions contraires, également justes et également fausses à la fois; je m'explique. Prétendre que «les accidents secondaires de la syphilis,» comme on le dit toujours, sont contagieux, c'est avancer une proposition qui peut être vraie, selon moi, sur quelques points, mais qui ne soutient pas l'examen sur des points différents. De même, nier en bloc le pouvoir contagieux de tous les accidents consécutifs de la syphilis, c'est émettre, à mon avis, une proposition que sa trop grande généralité condamne.

Quittons donc ces termes généraux, et, sans morceler la syphilis secondaire en ses moindres éléments, essayons du moins de considérer séparément chacun des grands groupes d'accidents qui la constituent, pour rechercher plus sûrement sur lesquels s'observe la contagion.

Les nombreux symptômes qui composent la syphilis secondaire me paraissent pouvoir être compris dans les divisions suivantes :

1° Induration ;

2° Syphilides cutanées à forme sèche;

3° Syphilides cutanées à forme humide ou suppurative;

4° Syphilides muqueuses;

5° Lésions des différents systèmes ou organes : système nerveux (céphalée, courbature, névralgies ; douleurs), lésion des follicules pileux; lésions précoces et superficielles du système osseux ; lésions articulaires précoces; iritis; angine spécifique non ulcéreuse, etc.

Il est trop évident que si quelques-uns des accidents compris dans cette liste peuvent se transmettre par contagion, il en est un grand nombre aussi pour lesquels le contagion ne saurait s'exercer. Je n'insiste pas.

Prenons à part chacun de ces groupes.

Excluons tout d'abord le dernier, sur lequel tout le monde sera d'accord pour nier la possibilité de la contagion ; il nous reste encore quatre grands groupes à examiner.

1° *Induration.* L'induration chancreuse est-elle contagieuse? On l'a avancé, mais sans preuves (1). Cette hypothèse semblera bien peu fondée à ceux qui connaissent la marche habituelle du chancre, et savent qu'il perd, dans ses dernières périodes, tout son pouvoir spécifique. «Le pus qui est sécrété le dernier par un chancre, disait Hunter, n'est pas un pus vénérien» (2).

2° *Syphilides cutanées à forme sèche.* On ne croit plus, de nos jours, que la syphilis soit contagieuse à l'instar de la rougeole ou de la scarlatine. «Le virus syphilitique, disent les pathologistes, est un *virus fixe* qui ne saurait se propager par infection miasmatique. Pour que l'infection ait lieu, il faut que du *pus spécifique* soit introduit sous l'épiderme ou l'épithélium, qu'il soit appliqué sur une surface dénudée ou excoriée, qu'il s'insinue dans un follicule béant, qu'il pénètre dans une solution de continuité, dans une plaie, et qu'il atteigne par ces voies le tissu cellulaire, les vaisseaux lymphatiques ou les ganglions.» C'est ce que pensait déjà Fernel. Hunter adopte et soutient cette même opinion en plusieurs points de son ouvrage. «*Sans la formation du pus*, dit-il, *il ne peut y avoir de virus syphilitique.* Une personne qui est atteinte de l'irritation syphi-

---

(1) Un homme communiqua la syphilis à sa femme par un chancre induré et *cicatrisé* (Babington).

(2) *Traité de la syphilis*, du bubon, chap. 1.

litique, sous quelque forme que ce soit, ne peut communiquer la maladie à une autre s'il n'y a point de sécrétion purulente. Il est nécessaire, pour que la maladie soit communiquée, que l'action syphilitique prenne naissance d'abord, *que du pus soit formé,* comme conséquence de cette action, et que ce pus soit appliqué sur une personne ou sur une partie saine. » Et de même enfin M. Ricord pose en principe qu'il n'y a pas de virus syphilitique produit sans suppuration, et pas de contagion ou de transmission possible sans pus virulent.

Comment croire, d'après cela, à la possibilité d'une contagion provenant d'une syphilide à forme sèche ? Cette erreur a trouvé cependant des partisans.

3° et 4° *Syphilides cutanées à forme humide, syphilides des muqueuses.* C'est sur ce terrain que la question se débat généralement.

Dans les *syphilides cutanées* à forme humide, se rangent les syphilides vésiculeuses, pustuleuses et bulleuses.

Les *syphilides muqueuses* comprennent les mêmes formes d'accidents développés sur les téguments muqueux ; on leur donne en général les noms beaucoup trop vagues de *plaques muqueuses* ou d'*ulcérations secondaires.*

Remarquons d'abord que ces deux espèces de lésions, syphilides cutanées et syphilides muqueuses, différentes comme *siége*, sont identiques comme *nature.* Ce sont les mêmes accidents que la syphilis produit sur les muqueuses et sur la peau, accidents qui, d'après mon maître, mériteraient les mêmes noms. Les syphilides des muqueuses, en effet, correspondent aux syphilides cutanées, non pas seulement comme symptômes d'une même diathèse, mais quelquefois même par la forme extérieure. Il n'existe entre ces deux espèces pathologiques que des différences qui tiennent à des influences locales. C'est ainsi que la forme ulcéreuse, par exemple, remplace sur le tégument muqueux les formes pustuleuses et croûteuses du tégument cutané ; mais, en somme, ce sont là de part et d'autre les mêmes lésions, et le bon sens indique que les lois de contagion applicables aux unes le deviennent également aux autres. Si la papule muqueuse née sur la face interne d'une grande lèvre possède la propriété contagieuse, qui se refuserait à croire que, développée sur la face externe de cette lèvre, elle ne jouît de la même propriété et ne pût se transmettre au même degré, dans la même forme?

La distinction des syphilides, d'après leur siége sur le tégument cutané ou muqueux, est donc inutile au point de vue qui nous occupe, et la question se simplifie d'autant. Le problème se réduit en définitive à ceci : *Les formes ulcéreuses ou suppuratives de la syphilis secondaire, quel qu'en soit le siége, sont-elles contagieuses?*

Toutefois, n'ayant eu l'occasion de rencontrer aucun cas dans lequel la contagion parût naître d'un de ces accidents développés sur le tégument cutané (ecthyma, impétigo, rupia), je n'aborderai pas cette partie de la question. En revanche, j'ai observé et je relaterai un certain nombre de faits dans lesquels la contagion paraissait dériver d'accidents de syphilis consécutive développés sur les *muqueuses;* c'est du reste sur cette forme d'accidents que la discussion s'est le plus souvent agitée. Abordons cette importante question.

Le plus grand nombre des médecins, pour ne pas dire tous ou presque tous, confondent, sous la dénomination générique de plaques muqueuses, tubercules plats, tubercules muqueux ou humides, etc. etc., toutes les lésions secondaires qui siégent sur le tégument muqueux. Ces lésions cependant peuvent offrir des caractères bien différents. D'après M. Ricord, elles devraient être rattachées à des types variés correspondant aux formes papuleuses, ecthymateuses, pustuleuses, rupiales, etc., des syphilides cutanées. Sans doute ces distinctions ne sont pas d'une utilité indispensable pour le traitement, et c'est pour cette raison qu'on les néglige ; mais, au point de vue doctrinal, le pathologiste doit tout observer et tenir compte de la moindre nuance. C'est dans cet esprit, et pour ne laisser aucune porte ouverte à l'erreur, que j'ai cru utile de noter scrupuleusement dans mes recherches l'espèce d'accident que je constatais comme origine de la contagion. Qu'on me permette une digression à ce sujet.

Les lésions secondaires des muqueuses se présentent avec des aspects différents ; ainsi :

1° Tantôt l'accident se montre sous la forme d'une *élevure* à surface irrégulière et chagrinée, d'un aspect tout spécial, d'une teinte rouge sombre ou grisâtre ; cette élevure se dépouille bientôt de son épithélium, devient granuleuse et mamelonnée ; elle sécrète un muco-pus mal lié, etc. Le plus souvent, il existe plusieurs accidents de cette forme sur la même région, ou bien il en existe simultanément de semblables sur plusieurs régions à la fois.

C'est là la véritable *papule muqueuse ;* c'est à cette forme *seule* d'accident que ce nom est applicable.

2° Tantôt, et cela est peut-être plus fréquent, la lésion consiste en une *ulcération superficielle* sans papule, sans élevure primitive ; cette ulcération entame à peine le derme muqueux, qui est plutôt *dénudé* que véritablement érodé. On dirait le plus souvent une simple desquamation épithéliale, tant est superficielle la lésion.

Les siéges les plus fréquents qu'affecte cette forme d'accident sont les suivants : la muqueuse buccale, surtout au niveau du bord libre des lèvres, le voile du palais, la rainure glando-préputiale, les petites lèvres, et l'entrée du vagin.

Généralement on donne à cette ulcération le nom de *papule*, et c'est à tort ; elle diffère de la papule, comme je m'en suis convaincu en étudiant comparativement ces deux formes de lésions. Cette ulcération en effet se produit *sans élevure,* sans papule, et de la façon suivante : Sur un point du tégument muqueux, apparaît une rougeur sombre, rougeur qui augmente pendant seize ou vingt-quatre heures ; puis, au centre de l'aréole rouge, l'épithélium se détache, la desquamation épithéliale s'étend du centre à la circonférence, et, en définitive, il se fait sur une petite étendue une dénudation du derme muqueux. La petite plaie qui en résulte, toujours très-superficielle, ne se distingue des tissus environnants que par sa coloration d'un rouge-cerise éclatant; ses bords se confondent, sans saillie appréciable, avec les parties saines; son fond est *lisse* et comme *verni;* rarement il se recouvre d'une sorte de pseudo-membrane grise et adhérente.

Cette ulcération est longtemps stationnaire, avec tous les caractères que nous venons de décrire. Soumise à une médication appropriée, elle se cicatrise en quelques jours, *sans avoir passé par l'état papuleux.* Mais, si elle est abandonnée sans traitement, et surtout si elle est soumise à des causes d'irritation, alors son aspect se modifie, et les caractères qu'elle a longtemps présentés s'altèrent. Dans ces conditions, en effet, ou bien elle se creuse en devenant livide ou grisâtre, ou bien au contraire elle s'élève, bourgeonne et prend l'aspect végétant.

Ces dernières modifications ne sont qu'accidentelles. Le véritable caractère de la lésion que je décris actuellement consiste dans une ulcération superficielle. Pourquoi donc la confondre avec la papule muqueuse? Sans doute l'une et l'autre reconnaissent la même origine, et nécessitent le même traitement; sans doute encore, elles se montrent en général à la même période de la maladie. Mais, en somme, elles constituent deux symptômes différents. Une ulcération n'est pas une papule, et inversement. L'œil différencie facilement ces deux lésions; pourquoi le langage les confondrait-il?

Je proposerais donc d'oublier le vieux mot de *plaque muqueuse,* qui, pour trop dire, ne dit plus rien. Réservant le mot *papule* à la véritable papule, je souhaiterais, pour la fidélité des descriptions, qu'on désignât sous une dénomination différente l'accident que je viens de décrire. Il me semblerait facile, à cet égard, de lui donner un nom tiré de ses caractères. C'est un ulcère; appelons-le *ulcère;* c'est un ulcère *plat* (pustule *plate,* disaient les anciens), qui survient dans la période secondaire de la syphilis; appelons-le simplement *ulcère plat secondaire.*

C'est par ce nom que je me permettrai de le désigner dans l'exposition qui va suivre.

3° La dernière forme d'accident qui se manifeste sur les muqueuses consiste encore en une *ulcération ;* mais ici cette ulcération affecte des caractères qui la différencient de la précédente. Au lieu d'être superficielle, comme la première, elle est *creuse ;* elle entame assez fortement le derme muqueux, comme fait, par exemple, la pustule ecthymateuse sur la peau. Ce n'est plus ici une simple desquamation épithéliale; c'est une entamure des tissus, une *ulcération* en un mot.

Ai-je besoin d'ajouter que cette ulcération, bien connue de tous, se distingue encore de la lésion précédente par d'autres caractères, tels que l'état du fond et des bords de la plaie, la suppuration qui est plus abondante et mieux liée, la tendance à s'accroître, le travail de cicatrisation beaucoup plus lent et plus difficile à obtenir, etc.?

J'ai souvent entendu M. Ricord insister sur cette dernière variété de lésion, et protester contre l'assimilation qu'on en fait trop souvent avec la plaque muqueuse. Les ulcérations creuses de la syphilis secondaire, disait mon maître, ne diffèrent pas seulement de la papule muqueuse au point de vue anatomique ; elles s'en éloignent encore par d'autres caractères. Ainsi elles apparaissent à une époque plus éloignée du début de l'infection : ce sont des accidents d'une syphilis plus *vieille*. Leur pronostic est aussi plus grave ; elles tardent souvent à guérir. Souvent même elles se rattachent à un état de la constitution qu'il est important de reconnaître pour le traiter et prévenir des manifestations plus graves de la diathèse dont elles sont le prélude et l'annonce. Enfin le traitement qu'elles réclament diffère de la médication très-simple qu'il suffit d'opposer aux papules ou même aux ulcérations superficielles.

Aussi M. Ricord a-t-il coutume de donner à ces formes d'ulcérations des noms particuliers. Dans sa nomenclature, il s'efforce de les assimiler aux formes correspondantes des syphilides cutanées. De là les noms d'ecthyma muqueux, de rupia, d'impétigo des muqueuses, etc.

Cette idée très-philosophique et très-élevée de notre maître rencontre en pratique, je dois le dire, une application difficile. L'assimilation des lésions muqueuses aux lésions cutanées est souvent incertaine, laborieuse; à quelques médecins même elle paraît factice et forcée. Acceptées d'ailleurs de la bouche de M. Ricord, ces dénominations d'ecthyma, d'impétigo muqueux, seraient-elles partout et toujours tolérées sans conteste? Je ne le crois pas, et je remarque, en tout cas, qu'elles n'ont pas encore passé dans la langue commune.

Il y a urgence cependant à ne pas perdre de vue les différences signalées par M. Ricord. Sacrifions les mots, au besoin, mais n'oublions pas les idées et les choses.

Eh bien, il me semble qu'une dénomination plus modeste pourrait suffire à exprimer l'idée de mon maître, au moins dans ce qu'elle a de plus général. La dernière variété de lésion dont nous traitons se différencie surtout de la précédente par l'état *profond* et *creux* de la plaie; désignons ces lésions par leur caractère principal. Aux ulcérations de la section précédente, remarquables par leur aspect plat et superficiel, nous avons donné le nom d'*ulcères plats secondaires;* ne pourrait-on pas, par opposition, désigner celles-ci simplement sous le nom collectif d'*ulcères creux secondaires?*

Je crois, en résumé, que *les différentes manifestations de la syphilis secondaire sur le tégument muqueux doivent être distinguées et classées au même titre que les syphilides cutanées.*

Quelque variées qu'elles soient, je crois de plus qu'on peut les ramener en définitive aux trois formes suivantes, que je me suis efforcé de différencier précédemment :

1° La papule véritable, *papule muqueuse;*

2° L'ulcération superficielle, *ulcère plat secondaire ;*

3° L'ulcération profonde, *ulcère creux secondaire.*

Ces dénominations me paraissent conformes à ce que nous montre la clinique, et ne préjugent rien dans la question qui va nous occuper. Elles auront, je pense, l'avantage de donner au lecteur une idée plus précise des différentes formes d'accidents que nous avons étudiés au point de vue de la contagion.

On a discuté si longuement et avec une telle passion sur la contagion des accidents secondaires, qu'il est difficile de nos jours surtout, pour un élève de l'école du Midi, d'aborder cette question sans idée préconçue. C'est cependant ce que j'ai voulu faire, et ce que j'ai tenté d'accomplir depuis plusieurs années.

Ici surtout je devais redoubler d'attention pour éviter les nombreuses causes d'erreurs auxquelles exposent les recherches de ce genre. Je comprenais de plus qu'un sujet si difficile demande des observations *complètes*, minutieusement recueillies sur des malades à antécédents bien déterminés et à sincérité non douteuse, dans des conditions enfin où la filiation des accidents transmis ne peut laisser la moindre incertitude.

Or ici, aux causes d'erreurs multiples inhérentes à toutes les recherches sur la contagion, viennent s'ajouter des difficultés spéciales. Ce sont les suivantes.

L'incubation de la syphilis peut être assez longue, et de plus l'accident initial se présente sous une forme singulièrement bénigne, double condition qui amène les malades au médecin assez tardivement, c'est-à-dire à une époque où le symptôme d'où provient la contagion peut être *modifié* dans sa forme, quelquefois même avoir disparu. Si l'on n'observe par exemple la lésion originelle que trois ou quatre semaines après l'époque où la transmission a pu se faire, comment déterminer si telle papule muqueuse qu'on a sous les yeux n'est point un chancre transformé? Cette objection, je n'ai pas besoin de le dire, se reproduit incessamment. Il faut donc pour une observation rigoureuse, que la confrontation des malades ait lieu de *bonne heure*. Or cette condition est très-rare à rencontrer ; elle force à sacrifier les *sept huitièmes* des faits qui se présentent. Il est vrai que tous les observateurs ne s'y sont pas soumis.

De plus, un sujet syphilitique peut contracter des accidents de contagion nouvelle ; il faut distinguer avec soin ces accidents de ceux qui appartiennent à la diathèse, et ce diagnostic présente plus d'une difficulté.

Il faut encore que les antécédents syphilitiques du sujet qui transmet la contagion ne soient pas douteux ; que le sujet auquel elle est transmise soit vierge d'infection antérieure, qu'il ne se soit exposé qu'à cette contagion, etc., toutes conditions qui rendent les observations de cette nature — je parle des observations *complètes, suffisantes* — extrêmement rares à rencontrer.

Cela dit, j'exposerai simplement ce qu'il m'a été donné d'observer sur la transmission des accidents dits secondaires.

Lorsque je fis mes premières recherches sur la contagion du chancre, avec mon collègue E. Caby, nous rencontrâmes ensemble un certain nombre de cas dans lesquels des chancres indurés nous semblèrent devoir leur origine à des *papules muqueuses;* mais un malheureux hasard fit qu'aucun de ces faits ne nous parut formellement complet et concluant. Ces observations, en effet, étaient, pour la plupart, recueillies sur des filles publiques dont les antécédents n'étaient jamais connus suffisamment. Ces filles en général étaient arrêtées tardivement, en sorte que nous ne pouvions avoir que des présomptions (présomptions bien voisines cependant de la certitude en quelques cas) sur la nature de l'accident observé. Une papule muqueuse, par exemple, que nous constations lors de l'entrée d'une fille à Saint-Lazare, avait-elle débuté comme papule muqueuse, ou bien n'était-ce pas un accident déjà modifié sur place, un chancre transformé en papule? Incertitude inévitable qui se reproduisait comme fatalement à chacun des cas qui s'offrait à nous, en sorte que nous eûmes bien des suspicions, mais aucun fait démonstratif.

Il devint évident pour moi que la question ne pouvait trouver de solution sur ce terrain; il fallait chercher ailleurs, et c'est ce que je tentai de faire.

Le premier cas qui me frappa fut le suivant.

Un jeune homme qui avait été traité en 1856 (hôpital du Midi, service de M. Ricord) pour un chancre induré, suivi de symptômes divers de syphilis constitutionnelle, se maria, vers la fin de la même année, ne présentant plus aucun accident actuel. Or, en janvier 1857, il m'amena sa jeune femme, sur laquelle je constatai un *chancre induré* type, siégeant à la fourchette; ce chancre datait seulement de quelques jours, et sa base était déjà fortement indurée; il s'accompagnait de l'adénopathie inguinale spécifique.

J'interrogeai alors le mari; il me répondit que dans le cours de décembre, il avait été affecté, sur la rainure glando-préputiale et sur le frein, d'ulcérations légères, analogues, disait-il, à celles qu'il avait déjà présentées plusieurs fois dans le cours de sa maladie. Ces ulcérations, traitées à l'aide d'une médication que M. Ricord avait prescrite autrefois pour des accidents semblables, s'étaient cicatrisées en quelques jours; mais, avant la cicatrisation, plusieurs rapports avaient eu lieu avec madame. — En janvier même, ce malade fut affecté de nouveau de papules muqueuses siégeant sur la verge et sur les amygdales.

Chez la jeune femme, la syphilis suivit son cours ordinaire: en février et mars, roséole, papules muqueuses labiales, adénopathie cervicale, douleurs dans les membres, etc.; en avril, plaques muqueuses sur les amygdales, angine, croûtes du cuir chevelu, etc.

Je ne doutai pas, dans ce cas, que l'origine de la syphilis développée sur cette jeune mariée, dont la moralité ne me semblait pas douteuse, ne provînt d'un symptôme de syphilis secondaire présenté par le mari. Ce symptôme, tout d'abord, était accusé; de plus, il y avait une coïncidence d'époque *significative* entre la première manifestation du mal sur la femme et la réapparition de la diathèse sur le mari. Cependant je n'avais pas vu l'accident dont paraissait dériver la syphilis; je m'abstins de toute conclusion.

Un autre cas semblable au précédent me fut offert ensuite par un jeune homme qui, après des accidents multiples d'une syphilis constitutionnelle des plus graves, fut affecté, à une époque assez éloignée du début, de papules muqueuses du gland. La femme avec laquelle il vivait maritalement contracta, à cette même époque, un chancre induré. Mais quelle était la conduite de cette femme? Sa moralité ne m'était pas connue; peut-être était-il entré un tiers dans le ménage? Je n'avais encore que des probabilités.

Je recueillis, en 1857, une troisième observation absolument analogue à la première que j'ai citée plus haut. Mais ici encore, je ne pus constater *de visu* l'accident qui, développé sur le mari, paraissait être l'origine de la syphilis chez la jeune femme.

Trois autres cas observés dans le courant de l'année 1857 me montrèrent des chancres indurés nés d'accidents propres à la syphilis consécutive; mais la discussion minutieuse de ces trois cas laissait quelques points incertains. L'écueil où venaient se briser mes efforts était précisément l'incertitude que me laissaient toujours les assertions des malades, souvent enclins à dissimuler au médecin une partie de la vérité, ou à tenir secrète quelque relation dont ils ne se suspectent pas la sécurité.

Le cas suivant toutefois ne me permettait aucun doute sur la véracité des témoignages.

Un jeune pharmacien, vierge de toute infection antérieure, contracta, vers le 20 décembre, un *chancre induré* de la rainure glando-préputiale. Quelque peu versé dans la connaissance des affections syphilitiques, il désira être complétement éclairé sur la nature de sa maladie, et il m'amena — un peu tardivement, il est vrai (le 24 janvier) — la femme dont il tenait la contagion d'une façon bien certaine. Or je constatai sur cette femme une roséole en pleine activité et des plaques muqueuses de la vulve *déjà anciennes*.

Je n'ignore pas les objections qui peuvent être élevées contre cette observation, aussi je ne l'invoquerai pas dans la discussion qui va suivre; *je ne fais que la citer à titre de mémoire,* ainsi que les précédentes. Les seuls faits sur lesquels je m'appuie sont les suivants, et cela parce que ce sont les seuls où je crois avoir évité toutes les causes d'erreur, et surmonté toutes difficultés que présentent les recherches sur la contagion. Je n'ai que *quatre* observations, il est vrai, et j'ai mis plus de quatre ans à les rencontrer ; mais, si l'on juge ces observations soigneusement recueillies, quatre faits, *déposant tous dans le même sens*, ne paraîtront pas, j'en ai l'espoir, sans quelque valeur dans la question qui nous occupe en ce moment.

OBSERVATION Ire. — La femme N....., 29 ans, couturière, contracta, au commencement de 1856, un *chancre induré* de la vulve, qui fut bientôt suivi d'accidents de syphilis constitutionnelle (roséole, adénopathie cervicale postérieure, syphilide papuleuse, psoriasis palmaire et plantaire, plaques muqueuses du voile du palais et des amygdales, etc.). Le traitement auquel elle se soumit fut très-irrégulier, interrompu à chaque moment, en sorte que les accidents secondaires se renouvelèrent un grand nombre de fois dans le courant de l'année 1856.

Dans les premiers mois de 1857, cette femme fut de nouveau affectée, à deux reprises, de papules muqueuses vulvaires ; ces papules guérirent rapidement sous l'influence d'un traitement approprié.

2 juillet. Cette femme vient me trouver pour de nouvelles ulcérations des amygdales et du voile du palais. Depuis longtemps elle a cessé tout traitement, attribuant au mercure tous les accidents qu'elle a éprouvés. — Cautérisation ; gargarisme à l'alun ; une pilule de proto-iodure, de 5 centigr.

Le 9. Depuis quatre ou cinq jours, apparition sur la lèvre, près de la commissure buccale droite, d'une ulcération superficielle, allongée, de 10 à 12 millim. en longueur.

Cette femme me dit encore que *depuis une dizaine de jours* elle porte à la vulve une ulcération analogue à celles dont elle a déjà souffert à plusieurs reprises depuis l'invasion de la maladie. Je l'examine alors avec soin, et voici ce que je constate : au niveau de l'entrée du vagin, du côté gauche et inférieurement, existe une *ulcération* de la largeur d'une pièce de 20 centimes. Cette ulcération est superficielle, à fond d'un rouge plus foncé que la muqueuse vaginale ; elle rappelle complétement, comme aspect, les ulcérations secondaires de la syphilis. Aucun retentissement ganglionnaire dans les aines ; vagin et col utérin sains. — Lotions avec liqueur de Labarraque au quart ; saupoudrer l'ulcération de calomel et la recouvrir d'un tamponnet d'ouate sèche ; une pilule de proto-iodure.

Le 18. L'ulcération est en voie de cicatrisation avancée.

Le 22. La cicatrisation est complète depuis deux jours.

6 août. Une ulcération nouvelle s'est manifestée à la vulve depuis plusieurs jours; elle est semblable à la dernière, elle occupe la face cutanée de la grande lèvre droite; elle est superficielle, allongée dans le sens vertical. — Même traitement; 2 pilules de proto-iodure.

En août et septembre, continuation du traitement sans accident.

Cette femme succombe dans le mois suivant sous l'influence d'une maladie complétement étrangère.

A....., 22 ans, ébéniste; constitution robuste, bonne santé habituelle; aucun antécédent vénérien.

Ce jeune homme vivait maritalement avec la femme N..... ; il n'avait jamais eu de rapports avec aucune autre femme, me disait-il, et je le crois sincère.

Vers les 10 ou 12 juillet, apparition d'une rougeur, puis d'une *exulcération légère* sur la muqueuse du prépuce, à droite.

16 juillet. Je constate en ce point une ulcération de la largeur d'une lentille; la base de cette ulcération est encore molle, mais, d'après l'aspect, je prévois un chancre induré.

Effectivement, dans les jours qui suivent, la base de ce chancre se double d'une induration parcheminée très-caractéristique; il se produit dans l'aine droite une adénopathie à ganglions multiples, durs et indolents. — Pansements au vin aromatique.

Le 27. Le chancre s'est considérablement élargi; il envahit la rainure glando-préputiale, et la contourne. — Pansement à la solution de tartrate ferrico-potassique; bains.

17 août. L'ulcération reste stationnaire; *roséole.* — Mêmes pansements; une pilule de proto-iodure d'hydrargyre, de 5 centigr.

Le 24, meilleur état du chancre.

Le 31, chancre en voie de réparation..

En septembre, psoriasis syphilitique, adénopathie cervicale postérieure et mastoïdienne; éruption croûteuse du cuir chevelu, plaques muqueuses gutturales. — 2 pilules de proto-iodure.

Non revu.

Observation II. — R..... (Angelina), âgée de 18 ans; constitution moyenne, tempérament nerveux.

En août 1856, cette femme contracta un chancre infectant; elle tenait cette contagion d'un jeune homme qui fut traité à l'hôpital du Midi pour un chancre labial induré, suivi d'une syphilis des plus rebelles (roséole, syphilide papuleuse, plaques muqueuses multiples à plusieurs reprises, alopécie, adénopathie cervicale, etc. etc.).

Cette femme fut soumise presque immédiatement au traitement mercuriel; mais elle ne suivit ce traitement que de la façon la plus irrégulière, prenant des pilules pendant quelques jours, puis les abandonnant pour les reprendre à l'apparition d'un accident nouveau, et ainsi de suite, ce qui explique l'incessante répétition des mêmes symptômes que j'ai pu constater sur cette dame, à savoir :

En octobre, syphilide papuleuse; adénopathie cervicale postérieure.

En novembre, plaques muqueuses vulvaires, angine, céphalée très-violente.

En décembre, chute des cheveux, ulcérations vulvaires; nouvelles ulcérations vulvaires superficielles, guéries en quelques jours par les lotions à la liqueur de Labarraque et la poudre de calomel.

En février, mêmes ulcérations vulvaires, céphalée, angine, alopécie.

En mars, mêmes ulcérations vulvaires; la malade consent enfin à se soumettre à un traitement régulier, qu'elle observe pendant un mois environ. — 1 et 2 pilules de proto-iodure.

Aucun accident nouveau en avril et dans la première quinzaine de mai.

8 juin. *Papules muqueuses confluentes du sillon génito-crural, à gauche*; ces papules datent d'une quinzaine de jours. *Ulcérations superficielles* sur la petite lèvre, du côté gauche; *syphilide papuleuse*, de récidive, occupant surtout l'abdomen et les membres inférieurs; vagin et col utérin sains. — Reprise du traitement mercuriel; même pansement.

Le 22. Les papules muqueuses ont été guéries en six à huit jours; la syphilide est en voie de diminution.

Le 29, la syphilide est presque complétement effacée.

6 juillet. La malade a de nouveau cessé tout traitement; reprise de la syphilide, qui affecte alors le caractère psoriasique. — Même traitement; bains de vapeurs.

Le 23. La syphilide diminue; ulcérations superficielles sur les caroncules; une papule muqueuse sur la face interne de la grande lèvre.

Le 27. Les ulcérations des caroncules persistent. (Cautérisation.) Guérison en quelques jours.

En septembre et octobre, nouvelles papules muqueuses de la vulve.

M. B....., âgé de 45 ans, prit cette femme pour maîtresse en avril 1857. Depuis cette époque jusqu'au moment où apparurent les accidents que je vais signaler plus loin, il n'eut de rapports avec aucune autre femme.

Comme antécédents vénériens, deux blennorrhagies : l'une en 1839, l'autre en 1842 ; aucun accident consécutif.

Dans les premiers jours de juin, M. B..... s'aperçut qu'il portait à la verge plusieurs ulcérations très-petites, dont il ne s'inquiéta pas tout d'abord ; ces ulcérations persistèrent et s'agrandirent. Effrayé, ce monsieur interrogea sa maîtresse, qui me l'adressa. Le 10 juin, je constatai l'état suivant : *cinq chancres indurés* de la verge. De ces cinq chancres, trois siégent sur la rainure glando-préputiale, et présentent une base très-fortement indurée; un quatrième occupe la muqueuse du prépuce : sa base est légèrement parcheminée; le dernier siége sur la peau du prépuce, et présente une induration parcheminée très-nette; ganglions inguinaux engorgés à droite et à gauche, indolents.

Aucun traitement antérieur. — Pansement au vin aromatique; une pilule de proto-iodure, de 5 centigr.

Le 21, même état des chancres, qui sont très-fortement indurés ; adénopathie bi-inguinale à ganglions multiples, durs et indolents.

Non revu.

Observation III. — P....., âgé de 48 ans, marié. Constitution très-robuste; aucun antécédent vénérien.

En février 1859, P..... contracta un chancre qu'il tenait d'une fille publique. Lorsque je vis ce malade pour la première fois, le 31 mars, je constatai sur lui l'existence d'un *chancre induré* de la rainure glando-préputiale ; ce chancre était très-large et très-creux, à fond gris et pseudo-membraneux; sa base était d'une dureté cartilagineuse. Dans les aines, adénopathie à ganglions multiples, durs et indolents. Aucun traitement jusqu'à ce jour. — Pansements à la solution de tartrate ferrico-potassique, une pilule de proto-iodure, de 5 centigrammes; bains.

5 avril. Grande amélioration : le chancre se limite, est moins creux. — Même traitement.

Les 14 et 19, amélioration progressive; commencement de cicatrisation. — 2 pilules.

Le 23, cicatrisation complète du chancre.

Le malade ne continue alors son traitement qu'avec une grande irrégularité.

26 mai. Je n'avais pas revu le malade depuis plusieurs semaines, lorsqu'il revint me visiter, se plaignant d'une ulcération nouvelle à la verge, qui se serait manifestée depuis une dizaine de jours. La *veille* (25 mai) il avait eu des rapports avec sa femme ; mais, *depuis le début de la maladie, et même un ou deux mois auparavant, il s'était abstenu de tout rapport avec elle.* Je constate sur la rainure glando-préputiale, à quelque distance de la cicatrice de l'ancien chancre, une

ulcération ayant la largeur d'une pièce de 20 centimes; cette ulcération est assez creuse, elle entame le derme muqueux; elle est tout à fait l'analogue de cette variété d'ulcération à laquelle j'ai entendu bien souvent mon maître, M. Ricord, donner le nom d'*ecthyma des muqueuses*. Je diagnostique donc un *ecthyma secondaire*. Sur le cou, syphilide ecthymateuse. — Pansement au vin aromatique; 2 pilules de proto-iodure; bains de vapeurs.

Le 1er juin, mieux; l'ulcération se limite.

Le 7, ulcération en voie de réparation.

Le 11. Syphilide polymorphe, papuleuse sur certains points, psoriasique sur le flanc et l'abdomen, croûteuse sur le cou et le cuir chevelu; papules granulées du sillon naso-labial. Le malade a cessé tout traitement depuis une dizaine de jours. — Reprendre le traitement.

Le 21. Plaques muqueuses du frein et de la rainure. (Cautérisation.) Guérison rapide.

Le 25, angine.

27 août. Ulcération du voile du palais et des amygdales. Je remarque que chez ce malade, toutes les ulcérations constatées jusqu'à ce jour ont toujours pris, comme dit M. Ricord, le caractère *creux*, c'est-à-dire ont entamé le derme à une profondeur plus considérable que ne font en général les accidents secondaires de la syphilis.

En septembre, ulcérations du voile du palais et de la muqueuse labiale.

En octobre. Deux nouvelles ulcérations développées sur la rainure glando-préputiale, absolument analogues, comme forme, comme aspect, à l'ulcération de mai.

En décembre, syphilis ecthymateuse; plaques muqueuses sur la langue.

En janvier 1860, nouvelles ulcérations buccales.

La femme de ce malade, âgée de 40 ans, vint seulement me trouver dans le mois de juin; elle accusait un seul rapport avec son mari, *vers la fin de mai*. C'est, m'a-t-elle dit, dans les premiers jours de juin qu'elle commença à souffrir d'un *bouton* qui lui était venu à la lèvre gauche; elle ne fit d'abord aucune attention à sa maladie, elle continua même à marcher, et n'interrompit en rien ses occupations habituelles qui sont très-pénibles; aussi, après quelques jours, l'ulcération s'agrandit, et il survint un gonflement considérable de la lèvre affectée; en même temps, des glandes apparurent dans l'aine gauche. — Aucun traitement.

Le 20 juin, je constate l'état suivant : énorme gonflement à la grande lèvre gauche, avec empâtement et dureté; sur la face cutanée de cette lèvre, large chancre, de l'étendue d'une pièce d'un franc, creux, à fond grisâtre et pseudo-membraneux; la base de ce chancre présente une induration véritablement ligneuse, que l'on distingue assez facilement de la dureté œdémateuse des tissus voisins. Adénopathie inguinale gauche, à ganglions multiples, durs, légèrement douloureux. — Bains généraux, bains de siége, cataplasmes; une pilule de proto-iodure; repos.

Le 27. Amélioration; l'œdème a beaucoup diminué. Même état du chancre; le bubon est moins douloureux.

4 juillet. L'œdème a diminué considérablement; on sent alors très-distinctement la base du chancre qui est très-fortement indurée; le bubon est indolent.— Même traitement; pansement du chancre au vin aromatique.

Le 11. Le chancre reste sans changement. — Pansement à la solution du tartrate ferrico-potassique.

Le 18. Amélioration. Le chancre est moins creux, ses bords s'affaissent. — Cautérisation légère au nitrate d'argent.

Le 28. Chancre en voie de réparation; *roséole*. — 2 pilules de proto-iodure.

7 août. Commencement de stomatite mercurielle. J'interromps le traitement. (Chlorate de potasse, 4 grammes; gargarisme au chlorate de potasse.) Guérison rapide.

Le traitement est repris, à la dose d'une pilule, le 20 août.

3 septembre. Plaques muqueuses des amygdales; angine violente. — Même traitement; gargarisme à l'alun.

Le 10. Glandes pharyngées douloureuses. Dans les jours suivants, ces glandes prennent un développement considérable: angine violente; ulcérations des amygdales et du voile du palais. — Cautérisation; poudre d'alun sur les ulcérations; cataplasmes.

Le 18. Mieux; les glandes restent très-volumineuses. — Pommade à l'iodure de potassium.

Vers la fin de septembre, migraines; douleurs dans les épaules, les genoux; alopécie; croûtes du cuir chevelu; plaques muqueuses vulvaires.

En janvier 1860, plaques muqueuses des amygdales.

Observation IV. — M. X....., âgé de 30 ans; constitution robuste. Comme antécédents vénériens, une blennorrhagie en 1854, guérie sans accidents.

Ce jeune homme avait des rapports, depuis quatre semaines environ, avec la fille L....., et n'avait pas eu d'autres rapports depuis quatre mois, lorsque, dans les dernières semaines de décembre 1859, il fut affecté d'une ulcération légère siégeant sur le frein. Je vis presque immédiatement cette ulcération, et j'avoue que je diagnostiquai un herpès simple. M. Ricord la vit quelques jours après, et dit au malade «de ne pas s'en inquiéter davantage.»

Cependant l'ulcération, loin de se cicatriser, s'étendit de jour en jour, lentement, il est vrai, sans rien présenter de spécial. — Pansement à la solution de tartrate ferrico-potassique.

Dans les premiers jours de janvier, l'ulcération s'est étendue sur tout le frein ; elle présente de la dureté à la base; cette dureté augmente peu à peu, et bientôt se convertit en une *induration très-caractéristique.*

En même temps, se développèrent des ganglions inguinaux; un ganglion indolent et dur à gauche; trois ganglions durs et indolents à droite.

9 janvier. L'induration du chancre est très-manifeste, l'adénopathie inguinale est très-nettement formulée. — Une pilule de proto-iodure.

Le 15, le chancre paraît se limiter.

Les 21 et 24, commencement de cicatrisation ; induration très-accusée.

Ce jeune homme, qui était fort inquiet de sa maladie, m'envoya immédiatement la femme avec laquelle il avait eu des rapports.

Cette jeune femme (23 ans, constitution robuste) me raconta que trois mois auparavant, elle avait été affectée d'une ulcération à la vulve (grande lèvre droite), qui avait persisté six semaines environ. Cette ulcération, me dit-elle, était *très-dure*, comme l'avait remarqué le premier médecin auquel elle s'était adressée. Un traitement, dont elle ignorait la nature, avait été prescrit et suivi.

25 décembre. *Papule muqueuse type,* siégeant sur la grande lèvre gauche ; adénopathie inguinale droite, à ganglions petits, durs, et complétement indolents ; adénopathie cervicale droite; croûtes brunâtres du cuir chevelu; aucun autre symptôme actuel de syphilis. — Lotions à la liqueur de Labarraque; poudre de calomel; ouate sèche ; une pilule de proto-iodure.

Guérison de la papule en cinq jours.

Janvier. Pas d'accident nouveau.

En somme, sept fois au moins d'une façon probable, et quatre fois d'une façon certaine, j'ai pu observer la transmission de certaines formes d'accidents secondaires. Mais en pareil sujet, les probabilités ne sont pas recevables. Excluons donc les sept premiers faits, et ne parlons que des quatre derniers.

Dans le premier, c'est une ulcération superficielle de l'entrée du vagin (*ulcère plat secondaire*) qui transmet un chancre induré, suivi de syphilis.

Dans le deuxième, un chancre induré dérive soit de papules muqueuses, soit d'une ulcération superficielle (*ulcère plat secondaire*) de la petite lèvre.

Dans le troisième, c'est une ulcération creuse de la verge (*ulcère creux secondaire*) qui transmet un chancre induré.

Dans le quatrième, c'est une *papule muqueuse* qui transmet un chancre induré.

Une première remarque à placer ici, c'est que, d'après ces faits, les trois variétés de lésions secondaires des muqueuses seraient également douées du pouvoir contagieux. Nous voyons en effet, dans les quatre observations précédentes, la contagion se produire soit par la papule véritable, soit par l'ulcère plat, soit par l'ulcère creux secondaire. Ces lésions étant de même nature, ce premier résultat n'a donc rien qui doive nous étonner; ne nous y arrêtons pas davantage.

Mais il est un fait bien plus remarquable sur lequel je dois insister : *c'est la transmission de l'accident secondaire de la syphilis, produisant le chancre induré.*

Ce résultat est nouveau ; ce n'est que tout récemment qu'il a été annoncé. Il n'avait pas échappé sans doute aux observateurs, mais jamais il n'avait été regardé comme un résultat constant, nécessaire. On croyait généralement, et beaucoup de médecins admettent aujourd'hui, que si l'accident secondaire est contagieux, il doit se transmettre en tant qu'accident secondaire; c'est là une erreur, comme je vais essayer de le prouver par les deux considérations suivantes, qui résultent l'une et l'autre de l'observation la plus rigoureuse des faits.

1° Si l'accident secondaire se transmettait dans sa forme, la syphilis débutant alors sur le sujet contagionné par un accident secondaire, l'on devrait rencontrer un grand nombre de cas dans lesquels l'infection présenterait comme exorde une lésion autre que le chancre. Or il n'en est rien ; la loi si connue de M. Ricord sur l'accident initial de la syphilis est l'un des plus solides principes de la pathologie vénérienne; la vérole acquise reconnaît le chancre pour exorde nécessaire, fatal.

Cette loi avait reçu la sanction du temps et de l'expérience; néanmoins, comme l'admission du pouvoir transmissible de la syphilis consécutive semblait à quelques personnes une contradiction opposée à ce principe, j'ai cru devoir reprendre un travail fait autrefois par M. Ricord, et, sur un total de 1,093 cas de syphilis, j'ai soigneusement recherché quelle avait été l'origine de la maladie. Ce sont les résultats de cet examen que j'ai exposés dans le premier paragraphe de cette thèse, résultats entièrement conformes à ceux qu'avait obtenus mon maître. Je n'y reviendrai pas.

De cette notion sur l'accident initial de la diathèse, n'est-il pas permis d'inférer *a priori* que la syphilis secondaire, si elle est contagieuse, ne doit pas se transmettre sous la forme qui lui est propre, mais bien donner naissance à un *chancre?*

2° Une remarque non moins importante, c'est que dans l'énorme majorité des observations relatives à la transmission des accidents secondaires, l'on trouve l'accident de contagion accompagné d'un symptôme tout spécial, caractéristique, je veux parler de cette adénopathie propre au chancre infectant, que M. Ricord a si bien formulée (1). Si cet accident, que les observateurs décrivent en général trop succinctement pour nous permettre d'en bien juger la nature, se présente escorté de cette variété toute particulière d'engorgement ganglionnaire, ne semble-t-il pas, par ce caractère, se rattacher au chancre bien plutôt qu'aux formes secondaires de la syphilis ?

Eh bien! je le répète, que l'on consulte les observations éparses

---

(1) «Cette adénopathie, dit M. Ricord, est essentiellement propre au chancre infectant. Jamais vous ne rencontrerez ce bubon avec le chancre simple, non plus qu'avec la blennorrhagie, non plus qu'avec tout autre accident d'origine vénérienne ou vulgaire : il appartient *exclusivement* à l'ulcère primitif de nature infectieuse.»

dans les différents recueils, et l'on sera frappé de l'extrême fréquence des faits dans lesquels se trouve notée cette adénopathie avec les caractères qui lui sont propres.

« Rien n'est plus commun, dit M. Diday, qui n'est pas certes suspect de partialité en faveur de l'opinion que je défends actuellement, rien n'est plus commun que de voir, chez les nourrices infectées par le sein, *les glandes lymphatiques de l'aisselle correspondante s'engorger*. La plupart des observations que j'ai vérifiées m'en ont offert un exemple » (1).

Mahon avait déjà fait la même remarque et l'érigeait en règle générale

Bosquillon n'est pas moins explicite : « Si l'on donne, dit-il, un enfant infecté à une nourrice saine, on voit bientôt le mamelon de cette malheureuse se gonfler et rougir ; l'inflammation gagne l'aréole ; peu de jours après, il s'élève de petites vésicules qui s'ouvrent et se transforment en ulcères qui ont tous les caractères d'un ulcère vénérien ; *les glandes des aisselles s'engorgent,* » etc. (2).

Le même fait se retrouve signalé dans les observations de Bertin, de Cullerier, dans une foule d'observations récentes, et notamment dans celles que vient de relater M. le Dr Rollet, de Lyon, dans un remarquable mémoire (3).

Or les symptômes secondaires ont-ils coutume de provoquer un semblable engorgement de ganglions ? Certainement non. Le fait seul de cette adénopathie, accompagnant l'accident de transmission, est donc une *présomption* contre le caractère secondaire de cet accident (4).

---

(1) *Traité de la syphilis des nouveau-nés*, p. 292.

(2) *Traité de la gonorrhée virulente et de la maladie vénérienne*, de Benjamin Bell, trad. par Bosquillon, t. II, p. 620.

(3) *Études cliniques sur le chancre produit par la contagion de la syphilis secondaire, et spécialement sur le chancre des mamelons et de la bouche* (*Archives gén. de méd.*, février, mars et avril 1859).

(4) Je dis une présomption, et rien de plus, pour ne pas exagérer la valeur réelle de cet argument.

Des deux considérations qui précèdent, on peut inférer *a priori* que l'accident secondaire ne se transmet pas dans sa forme, c'est-à-dire comme accident secondaire. J'ajoute immédiatement que l'observation clinique m'a paru également protester contre un tel mode de contagion. Jamais, dans aucun des cas où j'ai eu l'occasion de suivre la transmission d'un symptôme consécutif de la syphilis, je n'ai vu ce symptôme se propager dans son espèce ; j'ai toujours observé au contraire que la lésion à laquelle il donnait naissance se présentait sous la forme d'un CHANCRE INDURÉ.

La clinique nous montre l'accident secondaire se transmettant sous forme d'un chancre induré. Cette contagion n'offre-t-elle rien qui soit contraire aux lois générales de la syphilis ? Nullement. Que la syphilis secondaire transmette un chancre, cela rentre dans la loi d'origine formulée par M. Ricord, car la vérole nouvelle débutera par *un chancre;* que l'accident de contagion s'accompagne d'une *adénopathie spécifique*, cela est encore conforme à ce que nous savons du chancre infectant.

Ensuite, s'il est philosophique de discuter les faits avant de les admettre, il ne l'est pas moins de les admettre, une fois bien constatés, alors même qu'on ne pourrait les interpréter théoriquement. Or je crois avoir évité toute cause d'erreur dans les quatre observations précitées; je crois de plus n'avoir arrêté mon diagnostic que sur des lésions bien déterminées, non douteuses, en sorte que, pour ma part, le fait que j'avance me semble irrécusable.

Je le sais, cette transmission de l'accident secondaire sous la forme de chancre paraît, au premier abord, peu vraisemblable. On comprend, dit-on, qu'une lésion transmette une même lésion, qu'un chancre produise un chancre ; mais n'est-il pas irrationnel de faire dériver un accident primitif d'un accident secondaire? Comment la papule muqueuse pourrait-elle reproduire le chancre initial? N'y a-t-il pas là interversion illogique des phénomènes (1)? A cela

(1) Cette objection est presque générale; M. Gabalda la signale, pour la com-

je répondrai : logique ou non, si le fait est vrai, il faudra bien l'accepter, quitte à changer plus tard la théorie pour l'accommoder aux faits, au lieu d'accommoder les faits à la théorie. De plus, je nie qu'il y ait rien dans ce mode de transmission qui soit contraire aux lois les plus générales de la contagion. Prenons un exemple : Un sujet bien portant visite un malade en convalescence d'une scarlatine; ce malade est arrivé, je suppose, à la période de desquamation : le visiteur contracte la scarlatine. Or comment la maladie va-t-elle débuter sur lui ? commencera-t-elle par la desquamation? se bornera-t-elle à cette manifestation, parce qu'elle provient d'une maladie arrivée à cette période? Nullement : après quelques jours d'incubation, l'invasion se manifestera par le mouvement fébrile et l'angine; puis viendra l'éruption, puis, en dernier lieu, la desquamation. Ici donc le phénomène *ultime* d'une maladie devient l'*origine* d'une maladie, laquelle reprend et parcourt ses périodes normales. Eh bien, il en est de même en syphilis; la contagion d'un accident quel qu'il soit transmet la syphilis, *et la syphilis transmise, comme la scarlatine transmise, recommence ses périodes.* Cela est rationnel; cela, de plus, est conforme aux données de l'analogie pathologique.

En résumé, je crois :

1° QUE LES ACCIDENTS SECONDAIRES A FORME SUPPURATIVE (ceux du moins qui sont relatifs aux observations citées plus haut) SONT CONTAGIEUX ;

2° QUE LE PRODUIT DE LEUR CONTAGION EST UN CHANCRE INDURÉ.

---

battre il est vrai, dans un récent mémoire sur la *contagion des symptômes secondaires* (J.-B. Baillière, 1859): «Un chancre, dit-il, supposait nécessairement un chancre, dans mon esprit prévenu.» Et de même, M. Rollet: «C'était pour tous un grand sujet d'étonnement d'apprendre que la syphilis secondaire d'un individu, en se transmettant à un autre, produisait, chez ce dernier, une lésion primitive, un chancre. Mais je dois ajouter que, la réflexion venue, on ne tardait pas à comprendre que, l'expérience n'eût-elle pas prononcé, c'était encore le résultat que l'analogie aurait dû faire prévoir, ce mode d'évolution étant en définitive celui de toutes les maladies virulentes.» (*Arch. gén. de méd.*, avril **1859**.)

Si ce mode de contagion est réel, comment donc a-t-il échappé si longtemps aux observateurs; pourquoi surtout a-t-il été nié par les hommes les plus compétents en syphiliographie, par les maîtres de l'art?

La négation du pouvoir contagieux de la syphilis consécutive reposait principalement sur ces deux arguments :

1° L'inoculation du pus des accidents secondaires sur les sujets syphilitiques est toujours stérile; l'inoculation du pus du chancre induré peut, au contraire, donner lieu à un chancre. Donc ces deux pus sont différents (1).

2° Des sujets sains se sont exposés à la contagion ou soumis à l'inoculation des pus secondaires, et, dans ces conditions, ils sont restés indemnes de tout accident.

Examinons ces deux arguments.

1° Je contesterai la valeur du premier par des observations qui me sont communes avec M. Ricord.

Il est vrai, au-dessus de toute contestation, que l'inoculation *sur des sujets syphilitiques* du pus fourni par des accidents consécutifs de la vérole demeure invariablement stérile. « Ce n'est pas par centaines, c'est par milliers qu'il faudrait compter les expériences et les insuccès. Que de lancettes a tentées cette question doctrinale! MM. Puche et Cullerier à Paris, MM. Baumès et Diday à Lyon, M. Renault à Toulon, M. Lafon-Gouzy à Toulouse, M. Thiry à Bruxelles, et tant d'autres encore, ont répété et varié à l'infini l'inoculation des produits morbides de la syphilis constitutionnelle, pour arriver tous au même résultat négatif» (2). M. Lindmann, le

---

(1) Hunter disait: «Les symptômes constitutionnels de la syphilis ne produisent pas un pus *semblable* à celui d'où ils tirent leur origine» (6e partie, chap. I, § 1).

(2) *Leçons sur le chancre.*

célèbre expérimentateur, s'est inoculé *plusieurs milliers de fois* les pus secondaires et tertiaires, et cela toujours avec le même insuccès (1).

Moi-même j'ai inoculé ces différents pus et j'ai toujours échoué.

La question est donc épuisée sur ce point, et la démonstration aussi complète que possible.

Mais en est-il de même pour l'inoculation du chancre induré? D'après les expériences que j'ai faites dans le service même de M. Ricord, il s'en faudrait bien peu que le chancre induré répondît aussi négativement à l'inoculation que les accidents secondaires. Sur 99 expériences, 98 inoculations négatives, une seule fournissant la pustule spécifique (2), tels sont les résultats que j'ai obtenus. Mais, dira-t-on, ce cas unique est suffisant; il suffit que le chancre puisse s'inoculer *une fois* pour que son pus diffère de celui des accidents secondaires qui ne s'inoculent *jamais*. Et d'ailleurs d'autres observateurs n'ont-ils pas eu la main plus heureuse? Tout cela est vrai. Cette différence que vous voulez reconnaître entre ces deux pus, je la reconnais aussi, mais j'avoue que je serais plus tenté de constater une analogie entre deux pus dont l'un produit, 98 fois sur 99, les mêmes résultats que l'autre, que de voir entre eux une différence pour un seul cas où ils donnent des phénomènes différents.

Quoi qu'il en soit, on a invoqué à tort une différence, réelle peut-être mais certainement exagérée, entre ces deux sécrétions purulentes, pour refuser à l'une le pouvoir contagieux que l'on accorde à l'autre. D'expériences faites *sur des sujets infectés* on ne pouvait tirer aucune induction sur les résultats d'expériences semblables *sur des sujets sains*. La non-inoculabilité du pus secondaire sur les syphilitiques, quoique mise en parallèle avec l'inoculation possible

(1) Communication orale.

(2) Et ce cas unique, je le mettrais volontiers en doute, car le sujet sur lequel avait été recueilli le pus s'était exposé, *depuis qu'il portait le chancre*, à une seconde contagion.

du pus chancreux, ne prouve donc rien contre le pouvoir transmissible de la syphilis secondaire.

2° Le second argument mérite plus d'attention.

Des sujets sains se sont soumis à l'inoculation ou se sont exposés à la contagion de la syphilis secondaire, et rien ne s'est produit. Ils sont restés indemnes de toute contamination.

C'est ainsi, pour ne rappeler que quelques exemples, que le Dr Rattier s'est fait inoculer plusieurs fois la sécrétion morbide de *toutes les formes des accidents secondaires*, sans pouvoir faire naître chez lui le moindre symptôme spécial ;

Qu'en 1852, à l'hôpital de Lourcine, on a vu M. Cullerier, qui n'avait jamais eu la syphilis, s'inoculer sur l'avant-bras, *un très-grand nombre de fois et toujours impunément*, la sécrétion morbide d'accidents secondaires ;

Que le Dr Sarrhos s'est inoculé sur lui-même, une trentaine de fois, les liquides provenant de plusieurs formes d'accidents secondaires, diagnostiqués tels par M. Ricord ou par ses élèves, et cela sans aucun résultat (1), etc. etc.

De même, on a allégué des cas dans lesquels l'allaitement d'un enfant syphilitique et porteur d'ulcérations buccales a pu se faire, sans que la nourrice ait été infectée.

Et ainsi d'une foule d'observations auxquelles je pourrais joindre moi-même plusieurs autres faits non moins surprenants.

On a dit que ces faits ne prouvent rien contre le caractère contagieux de la syphilis secondaire. De ce que quelques sujets échappent à une maladie, il ne suit pas de là qu'elle ne soit pas contagieuse. «Sur 20 personnes qui visitent un varioleux, 15 pour le moins échapperont à la contagion. Voulez-vous pour cela la nier? Trois jeunes gens s'exposent auprès de la même personne, dans des conditions parfaitement identiques. Deux sont victimes : le troi-

(1) Thèses de Paris, 1853.

sième reste sain. Direz-vous que la blennorrhagie ne se transmet pas? L'inoculation artificielle elle-même, où toutes les circonstances favorables du succès de l'opération sont à la disposition de l'expérimentateur, n'échouera-t-elle jamais? et concluriez-vous de ces rares insuccès à la non-contagiosité du pus chancreux? Non, certes, car vous reconnaissez qu'en fait de transmission d'individu à individu, le résultat est soumis à l'influence de certains éléments, qu'on ne peut ni tous connaître, ni toujours réunir dans une expérience, et malgré l'encourageant exemple du danger affronté trois ou quatre fois sans dommage, vous n'oseriez certes pas garantir de tout risque l'imprudent qui irait s'y exposer une cinquième» (1).

Cela est vrai. Je n'ajouterai qu'une observation. J'accorde que des faits négatifs ne prouvent rien contre des faits positifs; cependant je suis loin de les considérer comme dépourvus de toute valeur. Ils sont, je crois, en assez grand nombre aujourd'hui pour acquérir un sens *par leur nombre même.* Il en ressort, au moins, un résultat qui ne doit pas être perdu : c'est que la contagion de la syphilis secondaire ne s'exerce pas, à beaucoup près, dans tous les cas où elle pourrait se produire; les tentatives infructueuses de l'inoculation démontrent surtout que le virus secondaire n'est pas un de ces virus qui frappe à coup sûr, et dont le moindre contact suffit à la contamination. J'aurai du reste à revenir sur ce point dans le paragraphe qui va suivre; je n'y insiste pas davantage actuellement.

Les deux arguments que je viens d'examiner ne prouvent donc rien en définitive contre le pouvoir contagieux de la syphilis secondaire; tout au plus lui imposent-ils une simple restriction d'ailleurs acceptable. Reposant sur des faits vrais, ils conduisirent cependant à l'erreur, par les inductions fausses qu'on tira du premier, et l'interprétation trop large qu'on donna au second.

---

(1) Diday.

IV.

Exceptions possibles et prévues.

Les lois suivant lesquelles s'exerce la contagion syphilitique sont-elles soumises à des exceptions? Ces exceptions peuvent-elles être prévues et précisées?

Signalons d'abord certaines exceptions apparentes, pouvant provenir soit d'une erreur de diagnostic, soit d'un faux témoignage des malades, d'une pluralité de rapports, d'une contagion médiate, etc.

Les erreurs de diagnostic sont fréquentes en syphilis. Dire que les maîtres de l'art hésitent souvent et se trompent quelquefois sur la détermination d'un accident, c'est faire prévoir les méprises multiples qui peuvent être commises par des praticiens moins exercés. Aussi répéterai-je avec mon maître : quelques faits isolés en syphilis ne prouvent rien, car il faut faire, dans tous les cas observés, la part de l'erreur, et le plus souvent les prétendues exceptions ne démontrent rien autre que faux jugements et diagnostics erronés.

Indépendamment de cette première variété d'erreurs, il en est d'autres où vous conduisent les témoignages des malades. Il faut se défier surtout de l'optimisme mal entendu d'un certain nombre, qui accordent à telle personne une confiance imméritée, pour accuser telle autre à leur choix ; quelquefois encore une partie de la vérité sera dissimulée ; ou bien enfin, se trompant lui-même, le malade trompera son médecin.

Voici encore d'autres difficultés, conduisant à des méprises presque nécessaires.

Il se peut que le sujet qui transmet la contagion soit affecté de l'une et l'autre variété du chancre.

Un jeune homme contracte un chancre induré pour lequel il entre à l'hôpital du Midi. Ne pouvant, dit-il, se passer de femmes, il quitte le service de M. Ricord. Quelques jours après, il revient nous trouver, porteur de nouveaux chancres (chancres simples), qu'il tenait d'une femme que j'eus l'occasion de visiter, et sur laquelle je constatai plusieurs chancres simples. A cette époque donc, il était affecté *simultanément* des deux variétés de l'accident primitif. Or je fus instruit que, malgré cette double maladie, il se livrait de nouveau au coït !

Il y a plus, c'est que, dans ce cas de double contagion, le chancre peut s'implanter sur l'ancien ou sur une induration ancienne (1), et rendre ainsi toute distinction impossible. La confusion est alors presque fatale; car les malades, honteux en général de ne s'être pas abstenus de rapports sexuels à une époque où ils portaient déjà des chancres, n'accusent pas ou même dissimulent les conditions d'une contagion consécutive.

Le cas suivant, que j'ai recueilli en 1856 et qu'en raison de sa rareté M. Ricord m'a fait l'honneur de citer à sa clinique (2), montre un exemple curieux de l'inoculation d'un second chancre sur un premier.

N..... (Alphonse), 17 ans, contracte un chancre vers la fin de septembre. Il se présente à la consultation du Midi, où nous constatons l'état suivant, le 3 octobre : CHANCRE INDURÉ de la rainure glando-préputiale, induration cartilagineuse ; adénopathie bi-inguinale multiple, dure et *indolente*. — Pansement au vin aromatique, traitement mercuriel.

Le 7, même état.

---

(1) «Il est bien important ici de ne pas se laisser tromper par de nouveaux chancres que le malade pourrait contracter sur d'anciennes indurations. Ces chancres nouveaux, à base indurée d'emprunt, sont assez fréquents.» (Ricord, Lettres.)

(2) *Leçons sur le chancre*, p. 119.

Le 14, meilleur état du chancre, dont le fond s'élève et les bords se dépriment (*période de réparation commençante*).

Le 24, l'état du malade est bien changé; le chancre de la rainure s'est élargi et creusé, sa base est toujours très-fortement indurée; de plus il existe sur le fourreau de la verge un nouveau chancre à base œdémateuse, mais sans induration véritable, et plusieurs petits chancres à base molle sur la face cutanée du prépuce.

Le malade affirme, de la façon la plus formelle, n'avoir eu de rapports avec aucune femme depuis l'époque où il a contracté son premier chancre. Faut-il donc attribuer les nouveaux chancres à une inoculation accidentelle, à une contagion du voisinage?

N..... entre à l'hôpital.

Dans les premiers jours de novembre, production d'une *adénite aiguë* de l'aine gauche, présentant tous les caractères du bubon propre au chancre simple; suppuration; *inoculation positive* du pus ganglionnaire; dans l'aine droite, persistance de l'adénopathie propre au chancre infectant; ganglions multiples et *indolents*.

En décembre, accidents secondaires, *roséole* et *plaques muqueuses multiples*.

Malgré les dénégations du malade, M. Ricord n'avait pas hésité à placer l'origine des seconds chancres dans une seconde contagion, résultat d'un nouveau coït. Effectivement, quelques jours après son entrée à l'hôpital, N..... vint m'avouer *très-confidentiellement* que le 15 octobre, à la suite d'une nuit de débauche, il avait eu des rapports avec une femme P....., dont il me donna l'adresse. Dès le lendemain, ajoutait le malade, le chancre de la rainure avait commencé à s'élargir, et, deux jours après, parurent les autres chancres.

Je me rendis aussitôt chez la femme P....., et je constatai sur elle l'existence de *trois larges chancres à base complétement molle*, siégeant sur la face interne de la grande lèvre gauche, sur la fourchette et sur les replis de l'entrée du vagin. Ces chancres, au dire de la malade, dataient de trois semaines environ. Pas de retentissement ganglionnaire. Premier accident vénérien.

Cette femme m'avoua, à son tour, qu'elle avait infecté son amant, le nommé V..... (Charles), qui, par une singulière coïncidence, se trouvait précisément dans nos salles du Midi. Or ce dernier (vierge de tout antécédent vénérien et n'ayant eu de rapports qu'avec la femme P..... depuis plusieurs mois), ce dernier, dis-je, présentait également plusieurs *chancres simples à base molle*, siégeant sur le prépuce, et compliqués d'une *adénite aiguë* de l'aine gauche.

Aucun accident syphilitique ne se manifesta sur ces deux derniers malades.

Il peut arriver encore qu'un sujet porteur de chancres ait des rapports avec une femme également affectée de chancres.

J'ai observé un cas dans lequel un jeune homme et une jeune femme, tous deux affectés de chancres qu'ils tenaient d'une source différente, ne reculèrent pas devant les dangers d'une contagion réciproque.

D'autres fois ce sera la pluralité des rapports qui deviendra la cause d'une erreur. Un malade accuse une femme qui, je suppose, est innocente de la contagion; mais le hasard fait que cette femme vient de subir elle-même une contagion dérivant d'une autre source.

Il faut se rappeler que la contagion ne se fait pas à coup sûr. De ce qu'on trouve un chancre ou un accident syphilitique sur un sujet accusé d'avoir transmis la contagion, il ne suit pas de là que ce chancre ou cet accident ait transmis la maladie actuelle. La contagion peut venir d'ailleurs, et c'est alors surtout qu'une réticence du malade expose le médecin à mettre en parallèle des accidents qui ne dérivent pas de la même source.

L'accident transmis peut être un résultat de ce mode de contagion auquel les syphiliographes ont donné le nom de *contagion médiate*, et dont M. Cullerier est venu démontrer expérimentalement la réalité. Quelques mots à ce sujet.

«Il arrive à tous les praticiens, dit M. Cullerier, et plus encore à ceux qui s'occupent spécialement de syphilis, d'être consultés par des malades affectés de chancres provenant de femmes soumises à l'examen, et chez lesquelles l'attention la plus scrupuleuse ne fait absolument rien découvrir qui ait pu donner lieu à la contagion. C'est là un fait commun et qui devait être bien plus fréquent lorsque le spéculum n'était pas, comme aujourd'hui, indispensablement appliqué à la recherche des symptômes vénériens chez les femmes.

« Je suppose un malade qui dit avoir gagné des chancres avec une personne suspecte, une fille publique par exemple, c'est-à-dire une femme qui a pu, dans un espace de temps très-court, exercer le coït avec plusieurs hommes dont elle ne connaît pas l'état de santé. On ne découvre chez elle aucune ulcération, aucune trace de solution de continuité récente, pas la moindre rougeur anormale : peut-on supposer que cette femme a reçu d'un premier homme le principe syphilitique qu'elle a transmis à un autre sans en ressentir elle-même l'influence, sans que la muqueuse sur laquelle le liquide virulent a été déposé lui ait ouvert une porte d'entrée capable de lui livrer passage dans l'économie, ou tout au moins de manifester localement sa présence ; en un mot, cette femme a-t-elle pu servir de simple véhicule et favoriser à son insu *une contagion médiate?* »

M. Cullerier se prononce pour l'affirmative, et il relate, à l'appui de son opinion, deux expériences des plus curieuses.

La contagion médiate, il faut le dire, a rencontré beaucoup moins d'incrédulité dans les siècles précédents que dans l'époque actuelle. Wideman, Fernel, Thierry de Héry, Ambr. Paré, etc, en admettaient la possibilité. Je l'ai trouvée également mentionnée dans les termes les plus formels par Georgius Vella, par Nicolas de Blégny, et d'autres encore.

Wideman, l'un des premiers auteurs qui aient écrit sur la syphilis, avait déjà une idée très-nette de la contagion médiate. « Il faut éviter avec le plus grand soin, disait-il, tout rapport avec une femme infectée, et, bien plus, avec une *femme saine qui a eu commerce peu de temps auparavant avec un homme malade.* Dans cette dernière condition, en effet, l'expérience a démontré qu'il y avait danger de contagion pour le sujet qui succède à l'amant infecté. »

Georgius Vella est encore plus explicite :

« Novi mulieres sanas quæ coïverunt cum infectis, *in quas tale « genus ægritudinis non transivit, et tamen transivit in viros alios « coeuntes cum illis.* »

Fernel admet aussi ce mode de contagion:

«Hauritur etiam interdum lues à scorto quod nondum sit inqui-«natum, cum quis cum eo volutatur, mox ab alio impuro scorta-«tore» (*de Luis venereæ curatione*, chap. 4).

De même Thierry de Héry; de même encore Ambr. Paré, qui, comme on le sait, a emprunté presque tout son seizième livre *De la Grosse vérole* à ce dernier chirurgien.

En 1673, Nicolas de Blégny écrivait le remarquable passage suivant :

«Quelques femmes qui ont esté trouvées saines n'ont pas laissé de gaster les hommes qui ont eu leur compagnie..... Une femme peut recevoir la semence d'un homme impur, et se joindre peu après à un autre, sur la verge duquel cette matière corrompue pourra s'attacher et y faire une impression pernicieuse, quoy qu'ensuite de cela cette mesme femme puisse rejeter tout ce qu'elle aura reçu de l'un et de l'autre sans être endommagée.» (*L'Art de guérir les maladies vénériennes*, ch. 6.)

Astruc crut aussi à la contagion médiate (1). Swediaur s'empara de cette idée et la développa en plusieurs endroits de son livre avec une sorte de prédilection ; aussi ne reste-t-il véritablement plus rien à ajouter après lui sur ce sujet. «Une personne, dit-il, homme ou femme, qui a du virus syphilitique logé dans ses parties génitales, peut infecter une autre, et lui donner une blennorrhagie ou un ulcère syphilitique, *sans qu'elle-même ait la moindre apparence de maladie*. Pour bien comprendre ce *paradoxe*, il faut se souvenir que le virus syphilitique, appliqué à une partie quelconque d'une personne saine, doit y demeurer adhérent pendant quelque temps, avant qu'il puisse y produire un effet apparent, c'est-à-dire une blennorrhagie ou un ulcère. Or, s'il est enlevé à temps, soit par

---

(1) «Mulieres quæ cum infectis rem habuerunt dicuntur morbum communi-«casse cum aliis viris, licet ipsæ infectæ non fuerint.»

hasard, soit par propreté, il ne produira aucun effet dans cette partie; ou s'il est enlevé dans le coït par une personne saine, avant qu'il ait eu le temps d'agir sur l'endroit où il était logé, *celle-ci seule sera exposée à l'infection, et deviendra malade pendant que l'autre restera saine.* De tels exemples se rencontrent aujourd'hui *assez fréquemment* dans la pratique. » (T. I, ch. 1, p. 17 et 18, édit. de 1817.)

De nos jours, je le répète, cette doctrine a rencontré plus d'incrédulité. Malgré l'enseignement si populaire de M. Ricord, malgré les expériences si démonstratives de M. Cullerier, la contagion médiate, il faut bien le reconnaître, n'est guère considérée aujourd'hui qu'au titre d'une *hypothèse aventureuse*, exploitée le plus souvent par des malades intéressés à dissimuler la source véritable de leur infection. Quelques médecins l'admettent; plusieurs la rejettent absolument; le plus grand nombre la suspectent sans l'attaquer, et restent pour le moins indécis, tout prêts à devenir hostiles. Et cependant l'observation clinique a parlé; le témoignage des auteurs anciens et modernes les plus imposants a été acquis à cette doctrine, et la lancette elle-même l'a justifiée en y ajoutant l'autorité d'une démonstration expérimentale.

Il faut donc l'accepter et expliquer par elle les faits de contagion qui ne sont pas autrement explicables, tels que les suivants.

«Un jeune homme, dit M. Ricord (1), eut des rapports avec une femme affectée de chancres ; il eut, le même jour, des relations avec sa maîtresse habituelle, qui fut infectée de la même maladie, sans que lui-même en fût atteint. Il est à remarquer que ce jeune homme ne s'était pas *lavé* après le coït, et que chez lui le prépuce était fort long... Il est donc incontestable que des filles qui ont vu des hommes infectés, et qui ont eu des rapports avec d'autres hommes sains, sans être devenues elles-mêmes malades, ont pu infecter ces derniers en servant de véhicule.»

---

(1) *Traité pratique des maladies vénériennes*, p. 98.

Je tiens de M. Puche un fait complétement analogue au précédent ; le voici en quelques-mots :

«Une jeune fille épouse par amour un jeune homme qu'elle enrichit. Le jeune homme, dans les premiers jours de son mariage, rencontre une ancienne maîtresse, et pratique le coït avec elle ; puis, *immédiatement après*, il rentre chez lui, et renouvelle le coït avec sa femme. A quelques jours d'intervalle, un chancre se déclare sur cette dame : ce chancre s'indure, et devient l'origine d'une syphilis constitutionnelle des plus graves. Le mari reste intact.

«Ce jeune homme avait le prépuce très-long ; il n'avait pris aucun soin de propreté après le premier coït ; quant-à sa femme, aucun soupçon d'infidélité ne pouvait être élevé contre elle.»

J'ai moi-même observé dans le courant de cette année un fait presque entièrement semblable au précédent.

Ce sont là, sans doute, des cas exceptionnels dans la pratique, mais que leur rareté cependant ne saurait faire suspecter. Ils démontrent, comme l'a dit M. Cullerier, que si le scepticisme, en général, doit être appliqué à l'étiologie des affections vénériennes, il est pourtant certaines circonstances dans lesquelles il faut s'en départir, sous peine de ne plus suivre la nature dans les mille voies qu'elle peut ouvrir à la contagion.

J'ai signalé jusqu'ici quelques-unes des difficultés ou des causes d'erreurs qui peuvent jeter un trouble apparent dans le mode de transmission des accidents. Je ne les ai pas toutes énumérées, car on ne saurait les prévoir toutes, et d'ailleurs cette exposition m'eût entraîné trop loin de mon sujet principal. Je crois cependant en avoir dit assez pour montrer de quelles précautions il convient de s'entourer dans ce genre de recherches, et combien il faut être réservé à s'emparer de quelques cas exceptionnels, pour en tirer des conclusions contraires à la généralité des faits observés.

Après ces exceptions apparentes, il me reste à parler de plus réelles. Je ne sache pas qu'elles se soient encore produites, mais le bon sens dit qu'elles peuvent se produire. Il est donc important de signaler au moins les deux principales.

1° Un sujet syphilitique s'expose à la contagion d'un chancre induré. Le chancre qu'il contracte ne s'indure pas et n'est suivi d'aucun accident. Il n'y a rien là que de conforme aux principes que nous avons développés dans le paragraphe précédent. Mais supposez que les antécédents du sujet syphilitique soient ignorés et méconnus, ce qui peut arriver fréquemment; ou bien encore, ce qui est plus rare, supposez que ce sujet se trouve sous l'influence d'une syphilis congénitale qu'il ignore lui-même. Qu'arrivera-t-il alors? C'est que l'on ne manquera pas de voir dans ce fait une dérogation à la loi de transmission du chancre dans son espèce.

2° Et inversement, que ce même sujet syphilitique transmette son nouveau chancre à un sujet vierge sous forme d'un chancre induré, il n'y aura là rien encore que de normal, rien qui ne soit en rapport avec les lois habituelles de la contagion. Mais, je suppose, comme dans le cas précédent, que les antécédents soient ignorés, voilà aussitôt un fait exceptionnel; voilà un chancre induré transmis par un chancre non induré, une vérole dérivant d'un chancre non suivi de vérole !

Ces deux conditions particulières étaient, je pense, intéressantes à signaler ici, parce qu'elles ne peuvent manquer d'être un jour ou l'autre l'origine de quelque fait exceptionnel, que l'on ne manquera pas d'opposer à la loi générale de la *transmission dans l'espèce*.

V.

Questions particulières relatives à la contagion.

J'étudierai dans ce paragraphe quelques questions particulières relatives à la contagion.

I. *Existe-t-il un rapport autre qu'un rapport de nature entre l'accident de contagion et l'accident dont il dérive ?*

Nous avons vu qu'un chancre simple transmet un chancre simple et que d'un chancre induré naît un chancre induré. Mais est-ce là le seul rapport qui relie l'accident transmis à la source dont il dérive ? Existe-t-il une relation entre ces deux accidents, au point de vue de l'étendue de l'ulcération, de sa durée, de ses caractères, des symptômes qui l'accompagnent immédiatement ou d'une façon plus tardive ?

Pour ma part, je répondrai négativement. Je n'ai constaté que dans quelques cas fort rares une relation semblable, et peut-être ce rapport n'était-il qu'un effet du hasard, une simple coïncidence. Bien plus souvent j'ai vu les deux maladies suivre de part et d'autre une marche telle que l'indépendance réciproque de leur développement ultérieur ne pouvait rester douteuse.

D'une part en effet, j'ai observé des chancres simples très-bénins, très-limités et rapidement guéris, transmettre des chancres qui s'accroissaient rapidement, prenaient un développement considérable, n'arrivaient qu'après plusieurs mois à la cicatrisation, et s'accompagnaient d'adénites suppurées fort graves.

Et, d'autre part, j'ai observé plus souvent encore des cas de syphilis très-graves dérivant de syphilis bénignes.

Je crois donc, d'après cela, que le virus une fois transmis n'est plus soumis, dans le développement ultérieur des accidents qui lui sont propres, à aucune relation d'effets avec la maladie dont il dérive. C'est ainsi qu'une variole transmet une variole ; mais une variole confluente peut provenir de la contagion d'une variole discrète. J'ai vu de même, tout récemment, une rougeole des plus bénignes communiquer une rougeole mortelle.

La spécialité du virus transmis dépend donc de l'accident originel d'où dérive la contagion ; mais au delà, l'influence de la cause s'atténue et laisse place, pour les modifications que subit la maladie, aux conditions individuelles propres au sujet infecté.

Cette première question me conduit naturellement à parler de la contagion du phagédénisme.

II. Le *phagédénisme se transmet-il? Un chancre phagédénique est-il le produit de la contagion d'un chancre de même nature?*

Bell croit que cette variété de chancre est quelquefois l'effet d'un virus particulier. Voici ce qu'il dit à ce sujet :

« Ces progrès rapides des chancres (à forme phagédénique) dépendent en général, à ce que l'on croit, de la constitution particulière des malades ; néanmoins je soupçonne, d'après les faits suivants, que ces variétés sont quelquefois l'*effet du virus*. Les chancres de ce genre sont bien plus communs dans certains temps que dans d'autres, et je les ai observés dans le même temps sur différents individus *infectés par la même femme*. Il y a deux ans environ, j'ai rencontré beaucoup plus de ces chancres phagédéniques, en trois ou quatre mois, que je n'en avais vu auparavant dans le cours de plusieurs années. Quatre malades les avaient gagnés de la même femme ; chez tous, les chancres parurent de bonne heure. Ils firent des progrès extrêmement rapides ; trois ou quatre jours même après qu'ils se furent manifestés, il en résulta des hémorrhagies fort embarrassantes, et dans une petite ville où je fus appelé dernièrement pour une hémorrhagie de ce genre, le chirurgien ordinaire me dit que depuis peu de semaines il avait vu trois malades attaqués des mêmes symptômes, également infectés par la même femme. » (*Traité de la gonorrhée virulente et de la maladie vénérienne,* trad. de Bosquillon, t. II, sect. 2, § 2, *des Chancres.*)

Je n'ai eu qu'une seule fois l'occasion de remonter à la source d'un chancre de cette terrible forme; mais ce seul fait, rigoureusement observé, suffit à démontrer que le phagédénisme ne saurait dépendre, au moins d'une façon absolue, des conditions de son origine.

Observation. F....., 32 ans; constitution robuste, tempérament bilieux.

Antécédents : Blennorrhagie en 1852; seconde blennorrhagie en 1854; en janvier 1856, *chancres simples,* traités par moi à la consultation du Midi. Ces chancres, qui *avaient pris un certain accroissement,* cédèrent à des pansements faits avec la solution de tartrate ferrico-potassique. (Pas de traitement interne.) Aucun accident dans les mois suivants.

F..... vivait avec la fille C..... depuis deux mois et demi, sans avoir de rapports avec d'autre femme, lorsqu'il fut affecté de nouveaux chancres dans le courant de mai 1856. Il vint seulement au Midi le 1er juin, époque à laquelle nous constatâmes l'état suivant :

Double chancre induré de la rainure glando-préputiale et de la face muqueuse du prépuce.

Adénopathie bi-inguinale, à ganglions multiples, durs et indolents. — Une pilule de proto-iodure, de 5 centigr.; pansement au vin aromatique.

Dans les semaines qui suivent, accroissement continu des deux chancres, qui ne tardent pas à se réunir pour ne former qu'une large ulcération demi-circulaire. — Bains, fomentations émollientes, pansements à la solution ferrico-potassique.

Extension rapide des deux chancres : l'ulcération qu'ils constituent envahit le gland et le prépuce; elle résiste, tant en ville qu'à l'hôpital, à une série de médications. Destruction d'une grande partie du prépuce, excavation profonde creusée dans la rainure glando-préputiale; gland horriblement mutilé et comme crénelé sur sa circonférence, à demi détruite. — Cicatrisation définitive en octobre.

Accidents consécutifs : En octobre, syphilide impétigineuse de la face; chute des cheveux, adénopathie cervicale postérieure; céphalée très-violente, nocturne; douleurs rhumatismales, etc.

Je visitai avec le plus grand soin la femme C....., dont le malade tenait la contagion (21 ans, constitution assez forte, et cependant tempérament lymphatique bien accusé). Voici ce que je constatai sur elle :

État actuel, 5 juin : *Chancre induré* type sur la grande lèvre droite, de la largeur d'une pièce de 20 centimes, superficiel, rosé.

L'apparition de ce chancre remonterait à plusieurs semaines, époque à laquelle la malade aurait eu des rapports avec un homme qu'elle a su depuis être affecté de syphilis.

Adénopathie inguinale droite, à ganglions multiples durs et indolents.

Je prescrivis le traitement mercuriel, et fis panser le chancre avec un tamponnet d'ouate imbibée de vin aromatique. *En quelques semaines, sans autre traitement, l'ulcération fut cicatrisée.* A aucune époque de son existence, ce chancre ne présenta de tendance à s'élargir ni à prendre la forme phagédénique.

La malade suivit irrégulièrement son traitement, et je constatai sur elle, dans l'espace de quelques mois, des accidents constitutionnels multiples, à savoir : roséole érythémateuse, plaques muqueuses labiales, alopécie, croûtes du cuir chevelu, adénopathie bicervicale postérieure, angine, plaques muqueuses du voile du palais et des amygdales, iritis syphilitique, etc.

Voilà donc un exemple de *chancre phagédénique reconnaissant pour origine un chancre qui suit régulièrement ses périodes, se limite à une très-petite étendue, et se cicatrise sans accident en quelques semaines.*

En résumé, le phagédénisme ne saurait être considéré, je crois, comme une *variété* particulière du chancre, naissant d'un chancre semblable, et se reproduisant dans son espèce. Ce ne serait, d'après moi, qu'une *complication*, qu'un *accident* du chancre en général ou de toute autre variété d'ulcération, spécifique ou vulgaire.

Les causes qui président au phagédénisme paraissent donc devoir être rapportées moins à des *influences de transmission qu'à certaines conditions particulières aux individus sur lesquels il se développe.*

III. *La contagion syphilitique diffère-t-elle, à quelque point de vue, de la contagion du chancre simple?*

Je n'hésite pas à répondre par l'affirmative. Il existe entre ces deux contagions quelques différences que je vais essayer de signaler rapidement.

1° *L'incubation est notablement plus longue pour la contagion syphilitique que pour celle du chancre simple.*

Dans les faits observés par moi, je trouve une moyenne de 4 à 8 jours pour l'incubation du chancre simple; cette moyenne s'élève de 6 à 13 jours pour le chancre induré. Il est même certains cas, assez rares du reste, où elle m'a paru dépasser ce terme.

Je n'ai pas observé un nombre suffisant de faits relatifs à la contagion des accidents secondaires pour donner des chiffres sur l'incubation dans ce cas spécial.

2° *La contagion ou l'inoculation se produit bien plus facilement pour le chancre simple que pour le chancre induré.*

Plusieurs ordres de faits peuvent servir à justifier cette proposition.

1° Invoquons d'abord l'inoculation.

L'inoculation du chancre induré sur des sujets vierges de syphilis a souvent échoué; au contraire l'inoculation du chancre simple donne presque invariablement la pustule spécifique et reproduit le chancre.

M. le Dr Puche a eu l'occasion d'inoculer trois fois, avec le pus de chancre induré, des sujets *sains* qui se prêtèrent volontairement et courageusement à cette expérience. Il a échoué *trois fois*.

J'ai observé moi-même une tentative stérile d'inoculation, faite avec du pus de chancre induré, sur un sujet sain, et cela dans les conditions suivantes que je me hâte de préciser.

Un jeune médecin se présenta au Midi en 1857, disant avoir découvert le vaccin de la syphilis et *demandant* qu'on lui inoculât cette maladie. Je refusai d'abord ; mais, ce jeune homme insistant et paraissant d'ailleurs bien convaincu, il fut convenu, avec M. Ricord, que l'inoculation serait tentée *publiquement, sur la demande expresse et publique du sujet qui devait servir à l'expérience.*

Le pus à inoculer fut recueilli par M. Ricord sur un chancre induré, à la période d'augment, chancre provenant lui-même d'un chancre induré. L'inoculation fut pratiquée par M. Ouvry, externe de service; *elle ne fut suivie d'aucun accident local ou général.*

Le chancre simple au contraire se laisse inoculer avec une merveilleuse facilité, ainsi que je l'ai signalé dans l'un des paragraphes précédents. Sur 44 inoculations pratiquées avec du pus recueilli sur des chancres simples à la période d'état, j'ai obtenu 44 fois la pustule spécifique. Le chancre simple conserve même cette inoculabilité, non pas seulement à la période où il commence à se limiter, mais quelquefois encore à la période de *réparation*. Le travail cicatriciel s'est déjà établi sur les bords de la plaie, que le centre de l'ulcère conserve encore sa spécificité virulente.

Sur le jeune médecin dont je viens de parler plus haut et qui avait résisté à l'inoculation du chancre induré, je pratiquai moi-même deux inoculations avec du pus de chancre simple, et deux fois je produisis des chancres simples (1).

2° Ce que nous montre l'inoculation, la contagion le confirme.

On échappe souvent à la contagion du pus syphilitique; on n'échappe que bien rarement à la contagion du chancre simple.

La contagion des pus secondaires paraît se produire assez difficilement pour qu'on ait argué de ces faits négatifs, ainsi que je l'ai dit précédemment, contre le caractère contagieux de la syphilis consécutive. Je ne reviendrai pas sur ce point que j'ai déjà exposé.

J'ai rencontré très-souvent des sujets qui avaient échappé à la contagion du chancre induré. J'ai constaté bien rarement la même immunité devant le chancre simple.

Je tiens de M. Puche le fait suivant.

Un jeune mari a des rapports avec une fille publique pendant que sa femme est en couches; il contracte un chancre induré. Puis, avant que ce chancre soit cicatrisé, il reprend ses rapports avec sa

---

(1) Voir, pour le détail de ces inoculations, le § III de cette thèse.

femme et les répète presque chaque jour. Cette dernière ne contracte aucun accident.

M. Puche, qui a prêté à cet ordre de faits une attention toute spéciale, m'a signalé plusieurs observations analogues, relatives à la difficile transmission du chancre induré. Je pourrais moi-même citer plusieurs faits semblables.

Lorsque j'étais interne à l'hôpital du Midi, il arrivait souvent qu'un malade me signalât quelques jeunes gens qui entretenaient simultanément des rapports avec la femme dont il tenait lui-même la contagion; je recherchais ces jeunes gens, non sans peine, et je les interrogeais. Je pus constater ainsi plusieurs fois les résultats suivants : si c'était un chancre infectant dont la femme avait été affectée, la règle était que plusieurs eussent échappé à la contagion; était-ce un chancre simple, tous ou presque tous avaient été atteints du même accident.

3° Je remarque encore que la plupart des faits de contagion médiate signalés jusqu'ici sont relatifs à des *chancres indurés*. Si la femme peut servir de simple *véhicule du pus chancreux* (Cullerier) sans en ressentir elle-même l'influence, c'est donc, en général, à la condition que ce pus appartienne à la syphilis. Ce mode de contagion n'est toutefois pas impossible pour le chancre simple, ainsi que le démontrent les expériences de M. Cullerier.

IV. *Si la contagion du virus syphilitique s'opère plus difficilement que celle du chancre simple, le chancre induré doit se rencontrer moins souvent que le chancre simple.*

C'est ce que prouve la statistique. « Des deux variétés du chancre, dit M. Ricord (1), c'est sans contredit la variété non infectante que l'on rencontre le plus souvent. »

(1) *Leçons sur le chancre*, p. 15.

Voici, à ce sujet, une statistique où sont compris tous les chancres observés par moi, en un trimestre, à la consultation du Midi (1856).

Nombre de chancres observés..........	341
Chancres indurés ou infectants........	126
Chancres simples, non infectants........	215

Ce dernier chiffre, 215, me paraît encore bien au-dessous de la proportion véritable. Il faudrait l'augmenter, ce me semble, 1° d'un très-grand nombre de chancres simples qui, cicatrisés plus ou moins rapidement, et n'entraînant à leur suite aucun accident constitutionnel, n'amènent point les malades à nos consultations; 2° d'un nombre au moins égal de balano-posthites, dans lesquelles la tuméfaction du prépuce et le phymosis inflammatoire empêchent de reconnaître l'existence simultanée d'un chancre simple, etc.

En sorte que, sur 3 chancres, 2 au minimum appartiendraient à la variété simple ou molle, et un seul à la variété infectieuse ; c'est dire qu'*un seul chancre sur* 3 *donnerait la vérole.*

M. Puche est arrivé à une proportion bien plus rassurante encore.

La statistique établie par ce savant médecin repose sur le nombre formidable de 10,000 chancres, observés de 1840 à 1852 tant à l'hôpital du Midi qu'à sa consultation particulière ; or ces 10,000 chancres sont ainsi répartis :

Chancres indurés..............	1,955
— simples..............	8,045
Total......	10,000

C'est-à-dire, en chiffres ronds, 2,000 chancres indurés contre 8,000 chancres mous, ou, plus simplement encore, 4 *chancres mous contre* 1 *chancre infectant,* proportion bien supérieure à la nôtre.

V. *Le chancre dérivant de la contagion d'une lésion secondaire présente-t-il quelques caractères particuliers?*

Dans le petit nombre de cas où j'ai observé cette contagion, deux faits m'ont frappé :

1° *La longueur de l'incubation.* Cette incubation toutefois ne m'a pas paru dépasser de beaucoup celle du chancre induré provenant par contagion d'un accident semblable.

2° *Le début remarquablement indolent et insidieux de la lésion transmise.* Une simple rougeur signale le début; à cette rougeur succède une exulcération très-légère, très-superficielle, qui reste quelques jours stationnaire, sans que le caractère puisse en être déterminé. J'ai pris pour un herpès (obs. 4) une semblable érosion, qui trompa de même M. Ricord.

Après quelques jours seulement, se dessinent les caractères propres au chancre infectant.

Ce début est remarquable, mais est-il pathognomonique? appartient-il seulement au chancre qui provient d'une lésion secondaire? On l'a prétendu à tort, selon moi; j'ai observé plus d'une fois le même fait sur des chancres transmis par des chancres de même nature.

VI.

Applications diagnostiques et médico-légales.

Les recherches récentes sur la contagion ont démontré, comme nous l'avons vu précédemment, que la *nature* (1) d'un accident transmis est subordonnée à la nature de l'accident qui lui sert d'origine.

Ce résultat est important à plusieurs points de vue. Ai-je besoin de dire tout d'abord qu'il est devenu l'un des arguments d'une doctrine nouvelle, la doctrine dualiste?

Indépendamment de l'intérêt philosophique qui s'y rattache, le principe de la *transmission dans l'espèce* me semble de nature à fournir au praticien d'utiles indications, comme au médecin légiste une nouvelle lumière. Quelques mots sur cette double application.

On sait quelles difficultés présente le diagnostic d'un chancre en général. Telle ulcération est-elle ou n'est-elle pas de nature chancreuse, c'est là un problème souvent difficile et quelquefois même impossible à résoudre; mais, alors même que le caractère *spécifique* de l'ulcération est reconnu, la question diagnostique est loin d'être épuisée. Reste la détermination de la *variété*, qui n'est pas moins importante à reconnaître. S'agit-il d'un chancre infectant, s'agit-il d'un chancre simple? Souvent, trop souvent, ce second problème reste insoluble pour le médecin le plus instruit, pour le spécialiste le plus expérimenté. Eh bien, dans ces cas difficiles où les éléments ordinaires du diagnostic font simultanément défaut, je ne crains pas

---

(1) Je dis la nature, et non pas la forme. Qu'un chancre induré, par exemple, dérive d'une papule muqueuse, voilà deux accidents de même *nature*, syphilitiques tous les deux, mais de *forme* différente.

de dire qu'un nouveau secours est offert aujourd'hui par la *confrontation des malades*. Vous ignorez si tel chancre est ou non induré, doit ou non donner la vérole, remontez à la source de la contagion. L'accident originel vous montrera la nature de l'accident transmis, et le diagnostic du chancre douteux se fera par la source dont il dérive.

On comprend quelle importance prend, à ce point de vue essentiellement pratique, la doctrine de la transmission dans l'espèce.

C'est ainsi que j'ai pu, dans un certain nombre de cas, préciser la nature de chancres dont le caractère était impossible à déterminer autrement. Qu'il me soit permis de citer un exemple.

Un ami vint, il y a quelques années, me demander mon avis sur une ulcération qu'il portait à la verge depuis plusieurs semaines, et dont le diagnostic avait paru douteux à l'un des praticiens les plus exercés de la capitale.

Cette ulcération présentait bien les caractères d'un chancre, et ce n'était pas sur ce point que portait la difficulté du diagnostic; mais de quelle nature était ce chancre? Plusieurs cautérisations successives avaient amené une inflammation assez violente, avec tuméfaction et empâtement œdémateux des parties, en sorte que la base du chancre ne pouvait être suffisamment explorée. Dans l'une des aines se trouvaient deux ganglions peu développés, indolents, assez durs, et qui auraient pu décider le diagnostic en faveur d'un chancre induré, si le malade n'avait positivement affirmé qu'il portait ces glandes depuis fort longtemps, *dans le même état et avec le même volume*.

Dans ces conditions, le diagnostic était évidemment impossible; il fallait attendre. Pressé néanmoins par le malade de lui donner une assurance définitive sur la nature du chancre, j'eus recours aux indications que pouvait me fournir une confrontation, et je demandai en conséquence à visiter la femme qui avait transmis l'accident.

Cette dame me fut amenée. Je constatai sur elle une cicatrice de chancre à la vulve, reposant sur des tissus fortement indurés, une adénopathie inguinale spécifique, à ganglions multiples, durs et indolents, et enfin une *roséole* bien caractérisée.

Dès lors mon diagnostic fut établi. J'annonçai au jeune homme que le chancre dont il était affecté était un *chancre infectant*, lequel serait *probablement* suivi dans un court espace de temps de manifestations constitutionnelles, en raison du défaut de traitement au début de l'infection. Je lui conseillai de plus de se soumettre immédiatement à la médication mercurielle.

Quelques semaines s'étaient à peine écoulées qu'une roséole spécifique confirmait mon diagnostic et mes prévisions.

Dans le cas actuel, le diagnostic présentait d'autant plus d'importance que le jeune homme dont j'ai relaté l'observation devait contracter une très-prochaine alliance. Il ne consentit à différer son mariage que d'après l'assurance que je lui donnai d'une infection constitutionnelle. La roséole n'apparut que quelques jours après l'époque où le mariage aurait dû être conclu!

Il en est de même pour les conséquences médico-légales, dont il me reste à parler. Tel individu est soupçonné, je suppose, d'avoir transmis à une jeune fille, à un jeune enfant, une affection contagieuse, un chancre. Comparez les symptômes de part et d'autre : y a-t-il rapport entre les accidents de l'accusé et de la victime, voilà une charge de plus contre le coupable, voilà une lumière nouvelle pour la justice, qui ne saurait jamais accumuler trop de preuves avant de porter son arrêt. Tel autre se trouve sous le poids d'une accusation semblable, et toutes les circonstances, tous les témoignages, parlent contre lui ; mais le médecin constate une discordance complète entre les symptômes présentés de part et d'autre. Ce seul fait devient une exonération presque absolue pour l'inculpé.

Le cas du reste s'est déjà présenté où la doctrine de la transmission dans l'espèce a pu éclairer l'action de la justice (1).

---

(1) Voyez, comme exemple, l'observation publiée par M. Clerc dans son mémoire sur le chancroïde, septième fait, p. 11.

VII.

Des sources de la contagion syphilitique.

Il me reste à traiter d'une question bien importante, les *sources de la syphilis.*

D'où naît la syphilis ? où la prend-on ? de quelle source dérive-t-elle le plus souvent ?

La réponse la plus générale à cette question serait la plus vraie : on peut prendre la syphilis *partout.* Il n'est pas de rapports dont elle ne puisse rigoureusement dériver, car il n'est pas de classe de la société qu'elle n'atteigne ; la syphilis se prend sur la couche conjugale comme sur le lit d'une prostituée.

Mais autant il est vrai d'admettre la possibilité d'une contagion dans les rapports les moins suspects en apparence, autant il serait injuste d'attribuer à toutes relations un égal danger. Je n'ai pas besoin de le dire, quoique la sécurité absolue n'existe nulle part, il est cependant une *sécurité relative* qu'on ne peut récuser; et inversement, ce qu'on ne saurait nier, c'est que *certains rapports exposent plus que d'autres.* Quels sont ces rapports ? C'est là surtout ce que je dois examiner, pour faire justice de certaines erreurs que l'on rencontre partout, et qui vont chaque jour se propageant de plus en plus.

Certains rapports, ai-je dit, exposent plus que d'autres à une infection vénérienne ; je vais plus loin, et j'ajoute : à certains rapports se rattache surtout le danger de telle infection, et à d'autres le danger de telle autre ; telle maladie est propagée surtout par une classe de femmes, telle autre au contraire en dérive rarement.

Ce sont là du moins les résultats que m'ont fournis des recherches attentives et longtemps suivies sur la source des différentes contagions vénériennes. J'ai le plaisir de dire ici que la plupart des résultats auxquels je suis parvenu sont entièrementconformes à ceux qu'a obtenus, dans des recherches semblables, un de nos savants maîtres, M. le Dr Puche.

Examinons d'abord la contagion syphilitique. Sur 367 cas de syphilis, j'ai pu remonter à la source de la contagion, et savoir au juste d'où dérivait le mal. Je n'ai accepté, pour les faire figurer dans les statistiques qu'on va lire, que les cas *où la transmission était bien certaine,* et souvent j'ai pu contrôler, par la confrontation des malades, les assertions qui m'étaient alléguées.

Or, voici quels ont été les résultats de cette enquête :

1° *Malades observés à l'hôpital.*

Malades tenant des chancres indurés de :

Filles publiques (filles en maison ou filles libres).	234
Filles exerçant la prostitution clandestine.......	39
Ouvrières..	25
Domestiques...	14
Femmes mariées....................................	10
Sodomites..	4
	326

2° *Malades observés au dehors de l'hôpital.*

Syphilis transmises par :

Filles publiques.....................................	17
Filles exerçant la prostitution clandestine.......	7
Ouvrières..	7
Femmes mariées....................................	4
Actrices, filles de joie, etc.......................	4
Domestiques...	2
	41

La statistique suivante m'a été communiquée par M. le Dr Puche :

elle comprend à la fois les malades de l'hôpital et ceux de la clientèle privée.

Sur 510 cas de syphilis, M. Puche a trouvé la contagion transmise comme il suit :

Contagion provenant de :

Prostituées	374
Filles entretenues	48
Ouvrières	68
Domestiques	10
Femmes des malades	10
	510

Additionnant ensemble les chiffres fournis par les trois statistiques précédentes, nous obtenons les résultats suivants :

Syphilis transmises par :

Filles publiques	625
Prostituées clandestines	46
Filles entretenues, actrices, etc	52
Ouvrières (1)	100
Domestiques	26
Femmes mariées, femmes des malades	24
	873

Ces chiffres sont significatifs.

Ce qui frappe, au premier coup d'œil, c'est la proportion énorme de contagions transmises par des filles publiques : 625 sur 873 cas, c'est-à-dire plus *des deux tiers et près des trois quarts*. Ainsi presque les *trois quarts des cas de syphilis dériveraient des filles publiques!*

Notez encore que cette proportion est sans doute au-dessous de la réalité. Je crois qu'elle devrait être augmentée d'un certain nombre de femmes que nous avons comprises dans les statistiques précé-

(1) Je ne doute pas que dans ce groupe il ne se soit glissé un certain nombre de femmes se disant ouvrières, et exerçant en réalité la prostitution clandestine.

dentes, d'après le dire de nos malades, sous les noms de prostituées clandestines, de filles entretenues, d'ouvrières, etc. etc. En tout cas, ce chiffre n'est certes pas exagéré, car les malades sont bien plus enclins, en général, à dissimuler un rapport avec une fille publique, qu'à cacher une relation avec toute autre classe de femmes.

Je remarque encore que cette proportion énorme se soutient également dans les trois statistiques précédentes; elle est plus considérable cependant pour les malades de l'hôpital que pour les malades de la ville; ce qui est en rapport, du reste, avec ce que nous connaissons des habitudes des différentes classes de la société (1).

Je le répète encore, car je voudrais que ce fait frappât autant mes lecteurs que moi-même : *sur un total de 873 cas de vérole, 625 ont été transmis par des filles publiques*, c'est-à-dire par des femmes que le public regarde comme relativement *sûres!!*

Cette proportion énorme se soutient pour la contagion du chancre simple. En voici la preuve:

Chancres simples transmis par:

Filles publiques	88
Prostitution clandestine	14
Filles entretenues	6
Ouvrières	5
Domestiques	2
Femmes mariées	2
	117

(1) Je n'ai pas parlé ici des *soldats*, n'ayant pas de document à fournir sur ce point. Mais je tiens de médecins militaires que c'est dans les maisons publiques que les soldats prennent *le plus souvent* la syphilis. «Une preuve de l'urgence de multiplier les visites sanitaires, c'est la quantité *prodigieuse* de maladies vénériennes parmi les soldats de la garnison. *Cinq fois sur six au moins c'est dans leurs rapports avec les prostituées que les militaires puisent le principe syphilitique.*» (Potton, *Histoire statistique et médicale de la prostitution dans la ville de Lyon.*)

Sur 117 chancres simples, 88 transmis par des filles publiques, c'est-à-dire près des *quatre cinquièmes !!*

Si nous examinions au contraire, d'une façon comparative, la contagion de la blennorrhagie, nous arriverions à des résultats tout à fait opposés ; je ne ferai que les mentionner succinctement, ne voulant pas m'écarter du sujet de cette thèse et me réservant d'en parler ailleurs.

Blennorrhagies provenant de rapports avec :

Filles publiques	12
Prostitution clandestine	44
Filles entretenues, filles de théâtre, etc.	138
Ouvrières	126
Domestiques	41
Femmes mariées	26
	387

Ainsi, tandis que la proportion des chancres transmis par les filles publiques est considérable, celle des blennorrhagies provenant de la même origine est au contraire relativement très-minime.

Ce résultat s'explique facilement, il aurait pu même être prévu. La blennorrhagie, en effet, se gagne bien moins souvent, d'après moi, par contagion (1) que par excès de coït, par suite d'approches répétées et exagérées, ou dans des conditions d'excitation spéciale, etc. Or toutes ces influences manquent le plus souvent dans les rapports avec les filles publiques, rapports en général très-courts, froids, isolés. Pour le chancre au contraire, un contact suffit, quelque rapide qu'il soit ; pas n'est besoin, pour que le virus se transmette, d'excitation, d'orgasme, d'excès ; le tout est que le pus virulent s'applique sur

(1) J'entends par contagion *blennorrhagique*. Cette contagion est rare, je ne crains pas de l'affirmer.

l'organe, et l'infection succède. Aussi le chancre se produit-il dans les conditions qui ne suffisent pas en général au développement d'une blennorrhagie, et c'est pour cette raison que les filles publiques sont plus propres à la première de ces contagions qu'à la seconde.

Je crois avoir démontré que la syphilis, pour le plus grand nombre de cas, dérive des filles publiques. Mais à ce résultat s'oppose une objection que j'ai mille fois entendue. Nombre de sujets *se flattent* d'avoir eu avec ce genre de femmes des rapports multipliés, sans en avoir jamais éprouvé d'accidents. On ne peut nier ce fait, tant il est fréquent, et sa fréquence même doit être remarquée. Y a-t-il donc opposition entre les chiffres statistiques précédents et le résultat de l'observation commune ? Nullement : voici le secret de cette contradiction apparente.

Le nombre des filles publiques qui peuvent transmettre la syphilis est très-inférieur à la somme des autres femmes qui peuvent également propager la même contagion. Il y a donc *relativement* peu de filles publiques qui transmettent la vérole. De là vient qu'un sujet qui entretient habituellement commerce avec ce genre de femmes, *échappe* facilement. C'est là ce qui explique ces immunités remarquables dont nous parlions à l'instant.

Ce premier fait est incontestable (1); mais de ce qu'un petit nombre de filles publiques, eu égard au nombre total des autres femmes, transmet la contagion, il ne suit pas de là qu'un nombre proportionnellement inférieur de syphilis dérive des filles publiques. Voyez en effet, d'une façon comparative, quels doivent être les *produits* d'un chancre développé sur une de ces filles ou sur une femme d'une autre classe.

(1) Il n'est pas rare de rencontrer des filles publiques inscrites sur les registres de la police depuis de longues années, qui n'ont jamais éprouvé aucun accident de syphilis. Consulter à ce sujet Parent-Duchâtelet, t. II.

La première, tout d'abord, est souvent forcée, pour *vivre,* de continuer *son travail* (1). Elle a des rapports *quotidiens* avec un nombre d'hommes souvent considérable, et transmet le mal à la plupart d'entre eux. C'est un public *toujours renouvelé* qui vient prendre près d'elle la contagion. De là un nombre considérable d'infections. Qu'on en calcule le chiffre, en sachant qu'une de ces femmes reçoit par jour cinq, six, huit, dix hommes et quelquefois beaucoup plus! J'ai vu dans les services du Midi *huit* malades qui tenaient la contagion de la même femme. Si j'en ai réuni *huit*, à quel chiffre s'élevait, pour ce cas seulement, le nombre total des victimes? Une fille de barrière, vénérienne, disait que la veille de son arrestation elle avait *reçu* une quinzaine d'hommes pour le moins!

Qu'une femme au contraire, dans une autre classe, contracte la syphilis ; elle la transmettra à un, deux, quatre amants, ou même plus, je l'accorde; mais ce sera tout. Le public qu'elle reçoit *ne se renouvelle pas*, de là un nombre toujours limité de contagions (2).

Ainsi, *il y a relativement peu de filles publiques syphilitiques, et ce petit nombre produit un très-grand nombre de syphilis.* L'objection que nous signalions précédemment n'est donc qu'apparente.

---

(1) Parent-Duchâtelet.

(2) Cette raison explique encore comment les filles dites insoumises, chez lesquelles cependant la syphilis est bien plus fréquente que chez les filles inscrites (voyez notes à Parent-Duchâtelet, t. I, p. 691), transmettent cependant un nombre de contagions moindre. Si elles transmettent moins, c'est parce qu'elles ont en somme un nombre de rapports moindre.

VIII.

Prophylaxie.

Je n'ai pas l'intention de répéter ou de critiquer, dans ce chapitre, tout ce qui a été écrit sur la prophylaxie publique ou privée. Je ne ferai que signaler ici quelques aperçus résultant des recherches les plus récentes sur la contagion.

Est-il besoin de le dire, la prophylaxie contre l'infection syphilitique est encore à l'état d'ébauche ; les chiffres que j'ai cités en témoignent. Sans doute des résultats ont été acquis par les mesures qui sont actuellement en vigueur, et ces résultats, je suis le premier à les reconnaître. Sans doute, « un progrès sensible a marqué le premier quart de ce siècle. Avec l'établissement d'une surveillance mieux réglementée, on a vu coïncider l'abaissement du chiffre des affections vénériennes..... Mais la persistance du fléau est un avertissement sur l'insuffisance de ces mesures..... Le mal honteux dont les ravages avaient jadis suscité une généreuse croisade, dont on avait osé un instant entrevoir l'extinction, ce mal a pris des allures stationnaires qui ne semblent que trop lui assigner pour toujours droit de cité parmi nous. Or, si depuis longtemps il résiste aux mesures en vigueur, malgré leur rigoureuse exécution, c'est fort probablement que ces mesures sont *insuffisantes*. Voilà vingt ans que l'expérience le crie à la raison (1) ! »

De nouvelles mesures prophylactiques sont devenues nécessaires, tout le monde le dit, et cependant aucune réforme, à Paris du moins, ne s'institue ; désespérerait-on d'éteindre ou de limiter du moins le fléau ?

(1) Diday.

Sans rêver au fol espoir de l'extinction complète de la syphilis, on peut raisonnablement songer à limiter le mal, à en diminuer les ravages. On est d'autant plus autorisé à concevoir cette espérance, que l'on est maître de la source principale dont dérive le fléau. Je m'explique.

Un point de vue qui, ce me semble, a été trop négligé par les auteurs qui se sont occupés des questions de prophylaxie, c'est la connaissance comparative des sources de la syphilis. Je n'hésite pas à le dire, si l'on avait tenu plus de compte de cette notion capitale, l'on eût fait plus et mieux pour la préservation ; car l'on eût sans doute établi des mesures plus fructueuses en réglementant d'une façon plus active et plus sûre la surveillance des filles publiques.

Où faut-il donc chercher le mal pour l'atteindre? Dans ces différentes sources, évidemment, et dans sa *principale,* s'il en est une. Or que nous apprennent les recherches sur la contagion syphilitique? Plus des deux tiers, près des trois quarts des cas de syphilis dérivent des filles publiques, et un tiers seulement au plus des prostituées clandestines, des filles entretenues, des ouvrières, domestiques, femmes mariées, etc. Ce dernier tiers ou ce dernier quart, il faut renoncer à l'atteindre, *directement* au moins ; mais pour le premier groupe, de beaucoup le plus nombreux, il en est autrement. Les filles publiques sont sous la surveillance immédiate de la police ; elles sont soumises à des visites spéciales. *Là, le mal peut être atteint, et sinon détruit, du moins limité.* C'est ce qu'avait indiqué déjà Parent-Duchâtelet, et l'on a eu tort de trop oublier ces sages préceptes.

«Pour atténuer présentement, dit-il, les ravages de la syphilis et la faire disparaître probablement par la suite, la première, la plus indispensable des conditions est de surveiller la santé des individus qui se trouvent *dans les conditions les plus favorables pour la propager ; ces individus sont évidemment les prostituées*» (1).

(1) Tome I, p. 606.

Comment se fait-il donc QUE LA SYPHILIS DÉRIVE SURTOUT DES FEMMES SURVEILLÉES? C'est d'une part, comme nous l'avons dit, que les rapports sont plus nombreux avec ce genre de femmes, et d'autre part, que la surveillance qui s'exerce sur elles est complétement insuffisante.

On connaît les mesures administratives actuellement en vigueur sur les visites des prostituées; aussi je ne les rappellerai pas ici. Mais ce qu'on ignore trop, c'est que ces mesures, de l'aveu même des filles que j'ai interrogées à ce sujet, sont parfois, souvent même, *éludées* (1). «En face de la loi impuissante, la fraude est systématiquement organisée.» Et j'ajouterai que la fraude a plus d'une fois raison de la loi..... Ne jugeons d'ailleurs le système actuel que par ses résultats; certes ils sont assez déplorables pour que le terme des perfectionnements possibles ne soit pas acquis.

Poursuivre la syphilis chez les prostituées et la limiter, c'est obtenir un premier progrès, et un progrès important, puisque là réside la principale source du mal. Mais ce n'est pas tout. Ce résultat *direct* mène *indirectement* à un autre que voici. Du même coup la syphilis diminue dans le groupe des femmes que la surveillance administrative ne peut atteindre. Voici comment.

Si l'on suit la filiation de la syphilis, l'on ne tarde pas, malgré les difficultés qui encombrent ce genre de recherches, l'on ne tarde pas, dis-je, à reconnaître que la maladie se propage, en général, *en rayonnant du camp des filles publiques sur les autres femmes*. C'est un mari, par exemple, qui prend la vérole d'une prostituée, et rapporte la maladie dans le lit conjugal. Plus souvent, c'est un jeune homme qui s'oublie un soir avec une fille, contracte un chancre, et le porte à sa maîtresse, qui le communique à son tour à un ou deux amants. Or, à ne prendre pour exemple que ce dernier

---

(1) M. Diday est du même avis que moi sur ce point (voy. *Nouvelles doctrines*, p. 501).

cas, si la première contagion eût manqué, les suivantes, cela va sans dire, ne se seraient pas produites. C'est la première qui a appelé les autres, et celle-ci d'où dérive-t-elle? D'une fille publique. Supposez maintenant que cette fille, activement surveillée, n'eût pu transmettre le mal, voilà quatre véroles au moins, sans parler de celles qu'elles engendreront elles-mêmes, qui n'auraient pas eu l'occasion de se développer (1)!

Sans doute, la contagion revient aussi aux filles publiques du camp opposé; mais pour une vérole qui leur est reportée, elles en sèment un cent dans le public. Remarquez encore que si elle leur revient quelquefois, c'est parce qu'elles-mêmes en ont le plus souvent jeté le premier germe.

D'après ce que j'ai observé, *la vérole des filles publiques alimente la vérole des autres classes*. C'est, qu'on me pardonne cette comparaison qui pourra bien faire comprendre ma pensée, c'est une grande rivière qui contribue à alimenter de petits ruisseaux, et qui n'en reçoit elle-même en retour que de faibles affluents.

Dans ces conditions donc, *diminuer la syphilis chez les filles publiques, ce serait du même coup rendre la maladie plus rare dans les autres classes,* en la tarissant dans sa source principale (2).

Nul doute en conséquence, c'est sur les prostituées inscrites qu'il faut poursuivre la contagion; c'est là seulement où l'on peut atteindre le mal, au moins d'une façon efficace; c'est là enfin qu'il faut porter le remède.

Mais que faire, en somme, contre la syphilis des prostituées?

---

(1) Voyez Parent-Duchâtelet, t. I, p. 609.

(2) «Plus on cernera la syphilis chez les filles publiques, où il est permis de la poursuivre à outrance, plus elle diminuera, par contre-coup, dans les autres classes de personnes qu'elle a coutume d'affecter» (Trébuchet, *Annales d'hygiène publique*; Paris, 1836, t. XVI, p. 284).

Sans parler de mille projets excentriques et inapplicables, il est des réformes sages, et depuis longtemps proposées, qui sont venues échouer, et échoueront encore pendant de longues années contre l'indifférence administrative et l'immobilité de la coutume. La médecine au moins, j'ai hâte de le dire, n'a rien à se reprocher de l'état de choses actuel. «Elle a dignement marqué sa trace dans cette guerre qu'elle a engagée pour le bien public, au détriment de ses intérêts professionnels. Parent-Duchâtelet, Ricord, Vléminckx, Ratier, Venot, Auzias, Sperino, Melchior Robert, Langlebert, Rodet, Sandouville, Davila, Lagneau fils, etc., chacun de ces noms rappelle un service ou un effort.» Ajoutons encore à cette liste le nom de M. Diday, qui, dans un livre récent, est venu reprendre avec chaleur et courage cette question inépuisable de la prophylaxie antivénérienne.

Je ne veux pas dire pourtant que tout soit à refaire pratiquement en prophylaxie. Loin de moi cette pensée; je dis seulement, comme tout le monde : 1° que ce qui existe est insuffisant; 2° que la plupart des mesures en vigueur sont excellentes à conserver, mais à la condition qu'on les *complète* et qu'on en assure la rigoureuse exécution ; 3° que des mesures nouvelles peuvent être prises sans grand embarras pour l'administration, et que certaines autres doivent être supprimées. Autant de propositions que je me propose de reprendre une à une quelque jour.

Le moyen prophylactique par excellence, certes, c'est la visite médicale des prostituées. Ce moyen si simple, le croirait-on, ne trouva pas toujours grâce devant l'administration. «Nous sommes forcé, dit Parent-Duchâtelet, d'arriver à l'année 1791, pour trouver l'administration convaincue de la nécessité de faire attention aux ravages exercés par la syphilis» (1).

---

(1) *De la Prostitution dans la ville de Paris*, t. I, p. 617, 3e édit.

Enfin cette mesure est acquise aujourd'hui, au grand profit du public; mais, à son grand détriment aussi, elle ne s'exécute que de la façon la plus insuffisante. Les visites médicales des filles publiques, en effet, sont assez rares pour que dans l'intervalle de deux examens ces femmes contractent et transmettent les accidents les plus graves. Que faire à cela ? Une chose bien simple et bien souvent sollicitée, qui suffirait à elle seule à garantir la santé publique: *rapprocher les visites*, les rapprocher assez pour ne pas donner le temps à un symptôme contagieux de se transmettre, tout au moins pour diminuer le temps pendant lequel il peut se propager.

Je sais que des questions d'argent, de temps, de formalités administratives, etc., se dressent comme autant d'objections à une réforme depuis longtemps demandée. Mais sont-ce bien là, en vérité, des difficultés sérieuses, insurmontables (1)?

Cette réforme seule, je n'hésite pas à le dire, serait *suffisante*. Supposons-la consommée; supposons que les visites se fassent par exemple *deux fois la semaine*, je dis que la santé publique, par cette seule mesure, serait presque sûrement sauvegardée. Je suis convaincu de plus que cette réforme remplacerait à elle seule avantageusement tous ces projets d'une exécution plus ou moins difficile, que, dans un but de philanthropie généreuse, ont enfantés et enfantent chaque jour des esprits ingénieux.

Une difficulté cependant se présente qui demande encore une addition à cette mesure.

Une fille contracte la syphilis. Examinée au dispensaire, elle est envoyée à Saint-Lazare, et internée dans cette maison. Mais combien de temps allez-vous la retenir dans le but de sauvegarder la santé publique? Jusqu'à l'époque « de la guérison, » répond le texte

---

(1) Il paraît que l'on a pu surmonter ces difficultés à Berlin, à Bruxelles, à La Haye, à Turin, où l'on a porté le nombre des visites à *deux par semaine*.

administratif. Je désirerais, en vérité, savoir comment on prétend fixer la guérison de la syphilis. Parle-t-on de la guérison complète? Évidemment non, car les médecins de Saint-Lazare ne savent pas plus que nous quand on guérit de la vérole, et il est même fort probable qu'ils seraient très-embarrassés de dire si l'on en guérit jamais. Il ne s'agit donc que de la guérison des accidents *actuels*. Mais alors voyez le danger : dès que ces symptômes auront disparu, vous allez remettre cette femme en liberté, et le lendemain peut-être de sa sortie, surviendra quelque symptôme secondaire, origine de funestes contagions.

Lorsque, sur la foi de deux grands maîtres, on refusait le caractère contagieux à la syphilis secondaire, l'on pouvait ne s'inquiéter que médiocrement des suites de la maladie. Une femme sortait de Saint-Lazare guérie d'un chancre; elle ne devait plus offrir aucun symptôme transmissible; il n'y avait plus sujet de crainte. C'était presque une sécurité pour le public qu'elle eût eu une fois un chancre infectant, puisqu'elle ne pouvait plus qu'exceptionnellement en contracter un semblable. Mais, aujourd'hui qu'on est venu généralement à d'autres idées, la sécurité d'autrefois doit faire place à de légitimes appréhensions. Voyons néanmoins ce qui a lieu.

Une femme sort de saint-Lazare après avoir été traitée un certain temps pour la syphilis. Vous savez qu'elle peut, un jour ou l'autre, qu'elle *doit* même, suivant toute probabilité, présenter de nouveaux accidents, et que ces accidents sont susceptibles de transmettre la plus grave des contagions, cette contagion que Parent-Duchâtelet disait « la plus désastreuse de toutes celles qui peuvent affecter l'espèce humaine et qui porte à la société le plus grand préjudice. » Allez-vous laisser cette femme pendant des périodes de huit ou quinze jours *sans surveillance* spéciale, comme vous le faites pour une autre fille dont la santé ne vous est pas actuellement suspecte? Cela est impossible, cela révolte le bon sens et la raison. Eh bien cependant, c'est là ce qui a lieu, ce qui arrive tous les jours.

Et le résultat, quel en est-il? Les registres du Midi nous l'apprennent : c'est la vérole semée à profusion sur le public parisien.

Au nom de la raison, cet état de choses doit changer. Et comment? Deux moyens se présentent : ou bien interner et traiter toute prostituée syphilitique pendant un temps assez long pour que sa guérison paraisse assurée dans les limites du possible ; ou bien, après un temps plus ou moins long, rendre la liberté à cette fille, mais en exerçant sur elle une surveillance *spéciale*.

Ces deux moyens sont-ils également applicables? Non. Le premier est d'une exécution presque impossible. Quelque vaste que vous supposiez l'hôpital destiné à recevoir les filles malades, il serait bientôt encombré et insuffisant ; la détention, devant être fort longue, imposerait à l'État d'onéreux sacrifices, et le tout pour n'obtenir, en dernier résultat, qu'une guérison toujours incertaine.

Le second moyen au contraire me paraît d'une exécution facile. La femme malade est d'abord traitée à Saint-Lazare. Les accidents actuels disparus, elle est mise en liberté ; mais à dater de ce moment elle *sera soumise à une surveillance spéciale*. Elle devra se rendre tous les deux ou trois jours, je suppose, soit au dispensaire, soit chez un médecin qui lui sera indiqué. Point n'est besoin, pour juger de sa santé spéciale, d'un long examen ; il suffit d'un coup d'œil jeté sur les lèvres vulvaires écartées, et de temps à autre d'une exploration vaginale et buccale.

Ces examens répétés ne permettraient plus aux accidents contagieux de rester longtemps ignorés ; dès qu'ils se montreraient, ils seraient reconnus et traités.

Le résultat immédiat d'une semblable surveillance n'est pas douteux : *contagion prévenue ; santé publique efficacement préservée* (1).

Voilà, je crois, quelle pourrait être la base d'une prophylaxie

---

(1) Je ne dis pas, qu'on le note bien, de faire *traiter à domicile* les filles syphilitiques ; les inconvénients d'une semblable mesure ont été trop bien démontrés par Parent-Duchâtelet (t. I, p. 721 et suivantes). Je dis qu'on les laisse libres,

active et efficace. Des objections s'élèveront sans doute contre la mesure que je propose : ces explorations, dira-t-on, sont de nature à réclamer un certain temps, à nécessiter un personnel médical plus considérable, à exiger de nouvelles dépenses, etc. Mais quelle est la valeur de semblables arguments ? Tout service exige des surveillants, et des surveillants rétribués. Quelle que soit la mesure qu'on propose pour étendre ou améliorer la prophylaxie, elle demandera toujours un concours médical ; la meilleure sera celle qui se fera le plus facilement, le plus promptement possible et au moindre prix, celle de plus qui sera le mieux en harmonie avec les règlements en vigueur et la coutume administrative. Or il ne me semble pas tout d'abord que la mesure en question soit de nature à rencontrer des difficultés d'exécution sérieuses ; de plus, ce n'est pas là, à proprement parler, une *réforme*, une *innovation* qui puisse susciter de grands embarras, c'est l'extension pure et simple d'un règlement en vigueur, c'est, en un mot, l'obligation de visites plus fréquentes imposée aux prostituées reconnues syphilitiques (1).

J'aurais à m'étendre, si je ne parlais spécialement de la contagion syphilitique, sur d'autres points de prophylaxie générale. Mais

---

tant qu'elles ne présentent pas de symptômes contagieux, pour cette simple raison qu'il est impossible de les retenir à l'hôpital pendant la durée *inconnue* de la maladie. Qu'on leur indique un traitement à suivre au sortir de Saint-Lazare, rien de mieux; mais il n'est guère à espérer qu'elles voudront s'y soumettre. Dès qu'elles offriront un nouvel accident de nature à transmettre la contagion, elles devront être internées, comme cela se fait du reste actuellement. Tout le vice des mesures actuelles est de permettre à un accident contagieux de rester longtemps ignoré, et de transmettre, pendant une ou deux semaines, un nombre incalculable de maladies.

(1) Il n'y aurait aucune raison et aucun avantage à imposer une obligation semblable aux filles sortant de Saint-Lazare, après avoir été traitées d'accidents qui ne doivent entraîner après eux aucun danger de contagion, tels que la blennorrhagie, le chancre simple, etc. etc.

ces considérations, que je me propose de développer ailleurs, ne sauraient trouver ici leur place. Je me bornerai donc, pour ne pas m'écarter de mon sujet, à résumer ici, en finissant, ce qui a trait aux moyens préventifs de l'infection syphilitique.

1° *L'institution de visites médicales* FRÉQUENTES *imposées aux filles inscrites serait la mesure la plus efficace qu'il conviendrait d'opposer à la propagation de la syphilis.*

2° *La connaissance du caractère contagieux de la syphilis secondaire ouvre une ère nouvelle à la prophylaxie et demande des garanties plus étendues. Il conviendrait en conséquence qu'une surveillance spéciale fût exercée sur les filles reconnues syphilitiques, c'est-à-dire pouvant d'un jour à l'autre transmettre la syphilis.*

3° *Le résultat de ces mesures ne se bornerait pas à diminuer le nombre des infections dérivant des prostituées; il s'étendrait encore sur les autres foyers secondaires de la syphilis, en éteignant, dans les limites du possible, le foyer principal qui les alimente et les perpétue.*

TABLE.

www.ingramcontent.com/pod-product-compliance
Ingram Content Group UK Ltd.
Pitfield, Milton Keynes, MK11 3LW, UK
UKHW012233240726
13966UKWH00003B/1086